JN156641

就学前期の語用能力の発達と語用障がい
――自閉症スペクトラムの子どもの語用障がいをめぐって――

中路曜子 著

風間書房

まえがき

　本研究は，神戸学院大学大学院人間文化学研究科に，学位論文として「就学前期の語用能力の発達と語用障がい―自閉症スペクトラムの子どもの語用障がいをめぐって―」を提出し，課程（人間文化学）博士乙第30号を授与されたものに加筆修正したものである。それに伴い，神戸学院大学人文学会により博士論文出版助成を受け，刊行に至ったものである。

　第1章，第2章では近年の語用能力の発達と，その障がいが顕著とされる自閉症スペクトラムの語用障がいとの関連が指摘されている「関連性理論」や「心の理論」「全体的統合の弱さ」「推論言語」などの認知的観点から文献考察を行った。第3章では，幼児期の定型発達の子どもたちを対象に，語用能力と認知・行動発達における質問紙を作成，実施した量的研究を行った。その結果，保育場面における興味や集団に入れない等の行動発達と語用障がいとして指摘されてきた語用的特徴との連関が示唆された。第3章の結果から，第4章ではさらに多面的に語用能力と認知，行動発達との発達連関を検討するため，第3章で使用した質問紙に新たな観点を取り入れ，定型発達の子どもの量的研究を行った。また，自閉症スペクトラムが疑われる事例を取り上げ，年齢間の発達連関と事例における個人内での変化を示し，その支援について明らかにしている。第5章では，語用発達が著しい幼児期における語用能力の発達と認知・行動発達の前にある乳児期に焦点をあて，どのような認知的基盤が後の語用能力の発達に繋がっていくのかを保護者の言葉かけや行動などの関わりから検討している。第6章は「推論言語」を取り上げ，絵本場面において表出された推論言語と第4章の量的研究で使用した質問紙を実施し，2事例の推論言語と語用能力の発達について比較検討した。最後に，第7章において全体的考察を行い，語用能力の発達的モデルを示すとと

もに，幼児期の語用能力の発達と認知・行動発達との連関性について考察した。

　本研究は，自閉症スペクトラムの子どもの語用障がいとその支援を考える上での基礎的研究である。定型発達の子どもによる語用能力と認知・行動発達の連関性から自閉症スペクトラムの子どもの語用能力の発達支援を多面的に捉えていくことの重要性が示唆された。

2017年9月15日

中 路 曜 子

目　次

第 1 章　子どもの語用能力の発達と語用障がい …………………… 1
　第 1 節　子どもの語用能力の発達と語用障がい………………… 1
　第 2 節　自閉症スペクトラムによる語用障がい………………… 5
　　2.1　他者視点・他者理解と語用障がい ……………………… 5
　　2.2　会話における発話理解…………………………………… 7
　第 3 節　認知的側面からの語用障がいへのアプローチ………… 8
　第 4 節　関連性理論と語用障がい………………………………… 11
　　4.1　関連性理論における発達的研究 ………………………… 11
　　4.2　関連性理論と語用障がいに関する研究………………… 12
　第 5 節　語用能力の発達的研究における今後の課題…………… 13

第 2 章　自閉症スペクトラムの子どもの語用障がいをめぐって … 17
　第 1 節　はじめに………………………………………………… 17
　第 2 節　語用能力の発達における諸相………………………… 18
　第 3 節　「心の理論」研究と関連性 ……………………………… 19
　第 4 節　推論言語の発達との関連……………………………… 21
　第 5 節　全体的統合における障がいとの関連………………… 22
　第 6 節　定型発達の子どもの語用能力と保育場面においての困難さ
　　　　　　……………………………………………………………… 23
　第 7 節　本研究の目的…………………………………………… 26

第3章　幼児の語用能力とそれに関わる認知・行動発達(1)
　　　　―就学前の子どもの語用能力の発達に見られる連関性― ……… 29
　第1節　目的……………………………………………………………… 29
　第2節　方法……………………………………………………………… 29
　　2.1　研究協力者 ……………………………………………………… 29
　　2.2　質問紙について ………………………………………………… 29
　　2.3　実施方法 ………………………………………………………… 30
　　2.4　実施期間 ………………………………………………………… 31
　　2.5　分析の資料 ……………………………………………………… 31
　第3節　結果……………………………………………………………… 31
　　3.1　因子分析 ………………………………………………………… 31
　　3.2　異年齢間における項目の推移 ………………………………… 41
　第4節　考察……………………………………………………………… 43
　　4.1　語用能力と他の行動・認知発達との連関性 ………………… 43
　　4.2　異年齢における因子間の項目推移からみえる連関性 ……… 45

第4章　幼児の語用能力とそれに関わる認知・行動発達(2)
　　　　―質問紙第2版を基にした調査および事例研究― ……………… 49
　第1節　幼児の語用能力と他機能との発達的連関性………………… 49
　　1.1　目的 ……………………………………………………………… 49
　　1.2　方法 ……………………………………………………………… 49
　　1.3　結果 ……………………………………………………………… 52
　　1.4　考察 ……………………………………………………………… 61
　第2節　語用面に困難さを示す事例の語用能力の発達……………… 63
　　2.1　目的 ……………………………………………………………… 63
　　2.2　方法 ……………………………………………………………… 64
　　2.3　結果 ……………………………………………………………… 66

2.4 考察	70
第3節 　全体的考察	72

第5章　乳児期の語用能力発達における認知的基盤
　　　　　―縦断的研究― …… 75

第1節　目的	75
第2節　方法	75
2.1 研究協力者	75
2.2 観察期間	76
2.3 観察場所および場面	76
2.4 事例Aの津守・稲毛式乳幼児精神発達診断法（1～12か月）結果	76
2.5 分析方法	77
第3節　結果	77
第4節　考察	82

第6章　幼児の推論言語の事例研究 …… 85

第1節　目的	85
第2節　方法	89
2.1 研究協力者	89
2.2 実施期間	89
2.3 使用した材料	89
2.4 手続き	90
2.5 倫理的配慮	91
2.6 推論言語の分類方法	91
2.7 分析方法	91
第3節　結果	91
3.1 PVT-R絵画語い発達検査の結果	91

3.2　質問紙の結果から……………………………………………　92
　　　3.3　絵本場面において表出された推論的言語………………………　100
　　第4節　考察………………………………………………………………　104
　　　4.1　表出された推論的言語の発達　………………………………　104
　　　4.2　各事例の質問紙の結果と表出された推論言語の違い　…………　104

第7章　全体的考察……………………………………………………　107
　　第1節　乳児期から幼児期の語用能力の発達モデル………………　107
　　第2節　自閉症スペクトラムの子どもの語用障がいへの
　　　　　　発達的アプローチ……………………………………………　115
　　第3節　今後の課題………………………………………………………　117

引用文献……………………………………………………………………　119
初出一覧……………………………………………………………………　127
あとがき……………………………………………………………………　129
付録…………………………………………………………………………　131

第1章　子どもの語用能力の発達と語用障がい

第1節　子どもの語用能力の発達と語用障がい

　人は他者とコミュニケーションを行う時に，相互に話し手と聞き手になり"ことば"を用いて会話を行う。会話の話し手となる時は自分の伝えたいことを聞き手となる相手と共有している情報を把握し，また，求められている情報を伝える。一方，聞き手となる時は話し手の伝えたいことを発話から理解し，その上で推測していくことが必要となってくる。

　長崎（2010）は，コミュニケーションについて「情報伝達」のみでなく，情報を伝達し「共有された状態となる」という意味で捉え，「共有」という点を重視している。乳児から見られる共有の発達として，乳児の情動の共有：大人の笑顔に笑顔で返す，視線の共有：共同注意や後に意味の共有＝シンボルの共有が可能になる，フォーマットの共有：ボールのやりとりなど簡単なルール（フォーマット）が共有でき，文脈やテーマの共有の第一歩である，意味の共有（ことばの共有），スクリプトの共有：「行為の系列に関する知識」をもつ，を挙げている。これらは語用能力やコミュニケーションの基盤的な役割を担っていると考えられる。

　語用能力について，綿巻（2002）は「ことばを社会的文脈の中で適切に使う能力である」と定義し，文理解や文法的に正しい文の産出ができること，自分の発話意図を相手に理解させること，相手の発話意図を理解できること，としている。さらに，語用で重要なものとして，以下の3つを挙げている。まず，語用能力の基本となるものとして「発話意図のレパートリー」，次に「注意や話題の共有」，最後に「前提」である。また，高橋（2002）は「語用

の能力は，話し手と聞き手との相互交渉の中で生じる意味を理解し，適切に対応する能力と定義することができる」と述べている。

語用の発達に関する研究については，Ninio & Snow（1996）が個人内において適切かつ効果的で規則に基づいた話しことばに必要な認識をいかに獲得していくかを明らかにしていくことであるとしている。

語用論（pragmatics）とは，社会的な文脈において言語記号とそれを使用する人との関係を扱う言語学の一分野である。1970年代後半から乳児の言語学習や障がいのある子どもの言語発達支援の分野においても注目されてきた。Halliday（1978）は，言語は意味の力であるとしている。「意味の行為（acts of meaning）」とは，彼によると，言語特有の意味の様相であり，意図的な伝達であり，象徴的である。そのような行為は語法の形式のなかに認められるというのである。また，Wilson & Wharton（2009）は「語用論の最終目的は文の意味と話し手の意味との間にあるギャップをどのように埋めるか」であると述べている。自閉症スペクトラム障がい（Autism Spectrum Disorder；ASD）の子どもの言語・コミュニケーションの特徴として，まず指摘されてきたのがこの語用における障がいである（以下，自閉症スペクトラムとする）。

自閉症スペクトラムの子どもたちによるコミュニケーション障がいは，語用論の部分に困難さがある。これは「語用障がい（Pragmatic Impairment）」とされ，1980年代から研究が進められてきた。

自閉症研究のパイオニアとされるKanner（1943/1995）は，彼が初めに紹介した11例の自閉症について，以下のように記述している。

　「子どもたちの行動とことばのすべては，孤立と同一性に対する強い願望によって，堅固に一貫して支配されている。世界は，一度彼らがある状況，ある順序で経験した要素から構成されているようにみえ，他のいかなる状況，順序もうけつけず，それらの空間的あるいは時間的秩序がまったく最初と同一でなければいけない。これらの強迫的な反復があり，場合に合わせて代名詞をかえない文の再生が生じ，すぐれた記憶によって，混合した無意味なこと

ばを早期再生し，しかもそれがいかにまとまりのないものであろうと，獲得初期とまったく同じに解釈されるということが期待される」（Kanner, 1943/1995, 十亀・斉藤・岩本訳『幼児自閉症の研究』, 53-54頁より)。

この Kanner（1943/1995）の記述は，自閉症スペクトラムの子どもの語用，言語使用を理解するうえで重要である。自閉症スペクトラムの子どもの言語運用の特徴の背景にある問題を要約していると考えられるし，先の Halliday（1978）の指摘と重ね合わせると自閉症スペクトラムの子どもの語用障がい（pragmatic impairment）の問題を考えるうえで興味深い。

今日，自閉症スペクトラムの子どもの理解は，認知的に検討され（Frith, 2003/2009），人の意図や心的状態，信念を捉える「心の理論」，情報の「全体的統合」，行動のコントロールとしての「実行機能」の問題を Frith（2008, 2003/2009）は指摘している。自閉症スペクトラムの子どもの言語運用や語用能力の理解にあたっては，このような認知的な課題が関係していると考えられている（Frith, 2008, 2003/2009 ; Tager-Flusberg, 2007）。

言語運用や会話能力の問題には，言語の諸側面の発達も関係しており，先にあげた認知的な障がいに加えて，例えば，韻律などの言語固有の観点からの検討が必要であるが，その点については，これまで十分検討されていないといえるであろう。

言語学領域において，Austin（1960/1978）が語用論は言語行為の理論であり，「言語の使用全体に対する理論である」と述べ，Searle（1969/1986）がそれを発展させ，語用論研究が進められていった。それ以降，Grice（1989/1998）による「会話の協調の原則」や Sperber & Wilson（1995/1999）の「関連性理論（Relevance Theory）」といった，コミュニケーション場面で聞き手側が発話の中の意図を読む，推論することに焦点が当てられるようになった。これらの言語学領域で明らかになってきたことを発達的に捉え，語用障がいと心の理論や推論といった認知面との関連を示すような研究が増えてきている。

現在，米国の精神医学会（American Psychiatric Association；APA）が定める DSM-V（Diagnostic and Statistical Manual of Mental Disorders, Fifth Edition）により，以前の DSM-Ⅳ-TR（American Psychiatric Association, 2002/2003）において「自閉性障害（Autistic Disorder）」，「アスペルガー障害（Asperger's Disorder）」，など広汎性発達障害とされていた診断基準が変わり，アスペルガー障害などの区分がなくなり，自閉スペクトラム症/自閉症スペクトラム障害（Autism Spectrum Disorder）とされている。また，自閉症スペクトラム障害，知的能力障害，全般的発達遅延などを含まない語用論コミュニケーションの障害として，「社会的（語用論的）コミュニケーション症/社会的（語用論的）コミュニケーション障害（Social（Pragmatic）Communication Disorder）」がある（American Psychiatric Association, 2013/2014）。

　Bishop（1998）が，70項目にわたる子どものコミュニケーションチェックリスト（The Children's Communication Checklist；CCC）を作成し，それを発話産出，統語，不適切な開始，結束性，型にはまった会話，会話的な文脈の使用，会話の信頼性，社会的な関係，興味といった9つに分類した。これによって，"語用障がい"の症状の有無を把握することが少しずつ可能となってきた。また，2000年代以降に，Bishop（2003）が Bishop（1998）で作成したチェックリストの第2版として CCC-2 を作成した。チェックリスト作成後，Bishop（2000）は語用面に困難さが見られる子どもを語用論的言語障がい（Pragmatic Language Impairment；PLI）と位置づけ，PLI は自閉症，アスペルガー障がいの症状的な重なりがある，併存症を指摘している。自閉症スペクトラムの子どもの語用障がいについては，より詳細な指摘をしていくことが必要である。

　大井（2006）は，高機能自閉症やアスペルガー障がいを統合した高機能広汎性発達障がいの子どもたちにおける語用障がいの特徴・背景・支援といった，語用障がいの定義や個別的な検討，今後の課題までを包括的に述べている（本稿では，高機能自閉症スペクトラムとする）。その中で大井は Bishop

(1998) のチェックリストを参考に言語行為，精神状態を示す語，間接発話の理解，質問と応答，会話のやりとり，ナラティブ，人称・呼びかけ形式，言語の推論，指示と結束，ユーモア・しゃれという観点に焦点をあてた研究を取り上げている。また，個人差が大きいことや，個人内での語用障がいの浮動性，年齢が高くなっても消失せず，持続していくことを指摘しており，個々の語用障がいの発現について包括的に検討することが必要であると述べている。

大井（2006）が指摘しているように，語用障がいは診断により発現する語用障がいの違いや個人差などがあること，そして，語用障がいをさらに明らかにしていくために，細かい側面からの研究が近年行われてきている。

これまで，子どもの語用障がいの症状は，数多く報告されてきた。例えば，不適切な発話交替，先行話題への逆行や同一話題反復，言葉の丁寧さや堅苦しい話し方，過剰な字義通りの理解，過剰な質問による開始，聞き手の注意を得ない，指示・結束，人称・呼びかけの不正確な使用，抑揚の乏しさ，同意なしの話題変更，特異な表現，大人の発話意図の誤解，比喩・冗談・皮肉の理解など多くの語用障がいの特徴が指摘されている。

第2節 自閉症スペクトラムによる語用障がい

2.1 他者視点・他者理解と語用障がい

会話における役割交替や主－客という点については，自他概念の形成に関わるものである。Frith & Happé（1999）は，他者認識と自己認識は並行的に進む傾向があり，自閉症スペクトラムの自己認識は普通とは異なると主張している。島内（2004）は，自閉症スペクトラム児・者の人物画による他者意識について研究を行っている。他者意識の発達と自閉症スペクトラムの他者意識のあり方を3歳から保育園年長，小学校2年生，4年生，6年生をも

つ保護者や療育者によって評価された質問紙から，定型発達の子どもの他者意識の評価は分散分析の結果，保育園年中が他の年齢群より得点が高く，他者の心の動きや態度に意識が高まる時期と示唆され，また男児よりも女児が他者意識の評価が高いとされている。さらに，自閉症スペクトラム児・者の人物画による他者意識については，自由課題の人物画と指定課題の母親の絵を描いてもらった後インタビューを行っている。その結果，定型発達の子どもは特定の身近な人物から抽象人物へと人物画の発達プロセスが示された一方で，広汎性発達児は身近な人物ではなく，自分を描く人数が多く異なる発達プロセスがあるとされ，特定の身近な人物を表象化し1人の人物として統合し表現することが難しいことを示唆している。このように自閉症スペクトラムの子どもが苦手とする語用の発達に関しては，その発達基盤が明らかになってきている。

伊藤（2008）は，「自閉症の子どもたちにおけるコミュニケーションの特徴は，単なる言語表出の遅れのみでなく，言語表出が確認された後にも特異性が残る」と指摘し，語用論的特徴を明らかにするために，指示詞コ・ソ・アの理解から自閉症スペクトラム14名（FIQもしくはFDQが75以上），定型発達児（保育園児及び小学生）33名の計47名を対象に指示詞理解実験を行っている。その結果，仮説を4つ挙げた中で自閉症スペクトラムの子どもたちの指示詞理解は，他者視点の取得が必要である条件での理解が困難であること，特有の反応パターンが認められること，指示詞使い分けの際における非言語的手がかりを得ようとする行動は言語のみに着目しているならば，そのような行動は観察されないこと，を指摘している。さらに，自閉症スペクトラムの子どもの指示詞理解に関する特徴について，他者視点取得の困難さと指示詞の理解から制約を受けている可能性があること，一般的な話者視点とは異なる視点による指示詞の使い分けは自閉症の子ども特有であること，そして特有な指示詞理解を行うのは，視点を状況によって変換することの困難さからではないかと示唆している。

2.2 会話における発話理解

　語用障がいの中で，一方的に話をして話し手と聞き手の役割交替が難しい，あるいは，他の人が話している場面に割り込み，話を始めてしまうといったものがある。

　大神田・浅田・森口・板倉（2011）は，子どもの語用論理解についてこれまで会話違反課題（Conversational Violations Test；CVT）が用いられ，研究されてきたが発達的変化に焦点があてられていないことや会話違反課題の問題点を指摘している。課題の問題点として，英語の直訳による日本の子どもに対して適切でない質問の可能性，様態の格率が礼儀に関する質問のみであることから，曖昧さに関する質問の追加の必要性，会話のトーンからの判断の回避，先行研究でされていない大人での検討の4つを挙げ，30名の成人に6つの格率について34項目の質問項目を作成し，予備調査を行っている。その後，妥当性の高い30項目による改良版CVTを作成し，成人21名を対象に本実験を行った結果，礼儀が他の格率よりも有意に低い得点であることが示されている。しかし，先行研究の4歳～7歳の子どもの礼儀に関する成績は他と変わらないことから，大人は子どもよりも他者の発話に深く推察している可能性が考えられ，子どもと大人において会話のルールが異なる可能性を示唆している。

　矢田・大井（2009）は，間接発話理解について，高機能自閉症スペクトラム（医療機関でアスペルガー障がい，高機能自閉症，広汎性発達障がいのいずれかを診断され，かつ知的障がいを伴わない）20名（男児17名，女児3名）を対象に心の理論課題，PVT絵画語い発達検査（PVT），4コマ漫画による間接発話課題の3つを行った。課題の間接発話を適切に解釈し，ことばで表す言語化と適切な反応，字義的な反応，状況反応の3つの選択肢から適切な選択肢に反応することを選択として，課題通過を1点，不通過を0点とし，それぞれを得点化した後，分散分析を行っている。結果から，高機能自閉症スペクトラム

は定型発達児よりも間接発話理解が劣る，間接要求に比べ間接非難と皮肉の理解に困難さを示す，心の理論水準によって間接発話理解に差があるといった3つの仮説検証を行っている。仮説1については，高機能自閉症スペクトラムは定型発達児よりも間接発話を言語化することに困難さを示すが，間接発話を選択することに関しては差がみられないとしている。また，2つ目については，間接発話の意味を言語化する場合，間接非難と皮肉の間に差はなく，間接要求の方が皮肉よりも困難であるとされ，先行研究の指摘とは異なる結果が示されている。さらに，3つ目については心の理論課題の二次水準を通過していなくても，皮肉理解が可能であることを示唆されたと述べている。

　大井・田中（2010）は，高機能自閉症スペクトラムの小学2年生から6年生までの53名（WISC-Ⅲの平均値92.26）と一般の小学生の50名を対象に，17種の多義性タイプを含む50の多義的表現の理解について比較している。多義的表現理解の課題と字義的非字義的の理解の状況を表わした絵を材料として，2つの状況絵のどちらが刺激文に当てはまるかを5段階評定させている。全学年，低学年（2，3，4年），高学年（5，6年）としてMann-WhitneyのU検定で比較し，その結果，高機能自閉症スペクトラムの小学生が，多義的表現を字義的に理解しているのは，並列名詞，格関係と文法構造，間接発話，隠喩の4つであり，また，非字義的に理解しているのは，並列名詞，格，誘導文，意図的対偶発的，否定の範囲，談話意図の6つで，残りは一般小学生との差はなかったことから，高機能自閉症スペクトラムの子どもが多義的表現を字義的に理解するのは一面的ではないかと示唆している。

第3節　認知的側面からの語用障がいへのアプローチ

　語用障がいの背景として心の理論や関連性理論，全体的統合，実行機能，推論といった認知的な側面が関連していることが指摘され，これらと語用能

力についての研究が行われてきた。

　山本・山本（2008）は発達障がい児における社会的文脈理解について，アスペルガー障がいの児童4名，高機能自閉症児2名，注意欠如多動性障がい児3名，学習障がい児1名，その他3名の小学2年生から中学1年生の計13名を対象に，4コマの文章のみで構成された対人関係における問題行動が描かれているストーリーを①暗黙のルール理解②非意図的な過失の理解③例外的な規則の理解④問題行動の連鎖の理解と4つに項目化して，各項目5種類，計20種類のストーリーをコンピュータ上に提示し，ストーリー項目ごとの正答率や障がいによる正答率の違い，ストーリー項目ごとの正答率と言語性IQとの相関を検討した。実験参加児は文章を読んだ後，いけないことをした人はいたか，それは誰か，といった質問について選択肢の中から選び，なぜいけないことだと思ったのか，どうすれば良かったのかという質問に口頭で自由に答えている。その結果，ストーリー項目ごとの正答率は4つの項目のうち，暗黙のルール理解が最も高く，次いで例外的な規則の理解，問題行動の連鎖の理解となり，非意図的な過失の理解が最も低かった。これは障がいや言語性IQに関係なく正答率が高かった。また，アスペルガー障がいの児童は非意図的な過失理解において，言語性IQが高くなるにつれて正答率も高く，その他の発達障がいと差が見られたことから，アスペルガー障がい固有の言語的な能力を反映する社会的な文脈であることが指摘されている。

　酒井・大伴（2010）は，高機能自閉症スペクトラムの推論能力を定型発達児と保護者アンケートから検討している。対象児は，生活年齢6歳6か月〜10歳3か月，WISC-Ⅲ FIQ：76-110，PVT-R絵画語い発達検査（PVT-R）は語彙年齢4歳7か月〜11歳4か月の高機能自閉症スペクトラム11名，そして対照群として定型発達児40名である。推論・思考の柔軟性を問う6つの課題を作成し課題を行っており，その結果，定型発達児は学年とともに推論課題得点が上昇する傾向が示された。また，高機能自閉症スペクトラムと定型発達児の推論課題結果を比較すると，高機能自閉症スペクトラム11例中7例

が定型発達児よりも得点が低いと示された一方で，個人差が見られたことを述べている。さらに保護者アンケート結果からも，高機能自閉症スペクトラム11例中7例は日常生活においてコミュニケーションの困難さがあることが明らかとなり，推論課題に困難さのあった7例中5例は日常の困難が大きいことや高機能広汎性発達障がい児の多くは推論が苦手であることが示された。

　村上・橋彌（2011）は，三項関係場面で指示対象が曖昧な指示語を含む質問への回答を検討することにより，3歳児の文脈推論能力を明らかにしようとした。対象とした3歳の保育園児33名に，カラーイラスト図版20枚を刺激図として使用し，明示的発話と非明示的発話の2種類の質問を設定した実験を行っている。その結果，3歳児にとっては問う対象を明示した方が指示対象付与は行いやすいことが示唆され，また，非明示的発話では，大人の伝達意図を理解して答えようとするが，適切性の理解や推論に基づく指示対象付与は十分に行えない可能性が示唆されている。さらに，正答試行数3問以上とそれ以外の群に分けて分析を行っており，3歳児は他者の発話について特有な語用論的解釈を行っている可能性を指摘している。

　崎田・岡本（2010）は語用論と認知を結びつけた認知語用論における研究分野から，自然な言語現象を対象にした分析を行うことを前提とし，基盤とするうえで，ありとあらゆる場面における言語使用，データを収集し柔軟に取り扱うことが重要であると指摘している。また，実際の文脈における言語運用の側面から言語活動の基盤にある人間の一般的な認知能力が具体的にどのように言語を支えているかを明らかにしていくことを認知語用論の目的としており，人間の認知能力の発達と語用能力の発達が相互に連関しながら発達しているということを明らかにする重要さをより明確に示している。

第4節　関連性理論と語用障がい

4.1　関連性理論における発達的研究

　関連性理論とは,「発話がいかに理解されるかということに関する理論」である（Sperber & Wilson, 1995/1999）。また，Sperber & Wilson（1995/1999）は，発話に含まれる曖昧な語や句，省略された表現，代名詞や指示表現など，場面が変わることで意味が異なってくることを指摘している。そして，聞き手が話し手の発話を解釈するためには，「推論」を行っていることを主張しており，「我々は自分にとって関連性があると思われる情報に注意を払っており，話し手の発話に対し聞き手が関連性から最適な解釈を選択している」とした。

　松井（2005）が，認知語用論と心の理論の接点に関して命題的態度の理解を発達的に研究している。松井は，メタ表象能力，思考・信念などの心的概念の獲得，遂行機能といった3つの要素が心の理論と発話理解力に共通していると述べ，発話者の命題態度を理解するために必要であるとした。これまでの研究から3歳児は命題態度の理解が難しいと指摘されてきている一方で，日本の3歳児は文末助詞による話し手の確信度の理解が可能であり，表現方法によって話し手の命題態度を理解できる可能性があると考えられた。そこで，誤信念発話に文末助詞「よ」「かな」を加えた課題を設定し，3歳児24名を対象にした実験を行っている。実験課題は，標準的な誤信念課題として「物の移動」課題，誤信念発話課題と推測発話課題にそれぞれ文末助詞「よ」「かな」の2つの条件を付けた5つの課題である。結果，誤信念課題は1人の子どもが通過をしただけで，3歳児は標準的誤信念課題を通過できなかった。推測発話課題は文末助詞「よ」条件の正答率が「かな」条件より有意に高かった。また，誤信念発話課題でも正答率は50％前後と低いが，推測発

話課題と同様に文末助詞「よ」条件の正答率が「かな」条件より有意に高い結果が示された。実験の結果から，3歳児は文末助詞が表す話し手の命題態度を正確に理解し，誤信念の理解にも反映していること，そして，3歳児も条件によって他者の誤信念の理解が可能であることが示された。

　下道（2009）は，子どものことば（発話・会話）を関連性理論から，幼児と大人の発言例を挙げ，言語使用や発話理解の分析を行っている。下道は，子どもが発話を理解するには，大人が関連性のある発話をすることが大切であると述べている。また，関連性がある発言とは，話がより発展していく発言であり，聞き手にとって「よい」あるいは，ためになる発言であることで，大人は子どもと会話を行う時，認知効果があってわかりやすい関連性のある発言をすることが望ましいことを指摘している。

4.2　関連性理論と語用障がいに関する研究

　Leinonen & Kerbel（1999）が関連性理論と語用障がいについて表出と理解といった2つの観点で，語用論的困難さが報告された3例（6歳5か月，9歳8か月〜10歳3か月，13歳）の子どもにおける会話のターンに関してエピソード例を挙げながら検討している。

　言語学的意味の理解の困難さは，本来，意味と文法の問題があることが述べられている。しかし，この問題は経験不足や記憶，認知における根本的な困難さが大きく反映しているかもしれないと指摘している。次に，表意を推論することは，話し手によって意図された同じ意味を産出しないと理解できない可能性があると述べている。

　関連性理論は，子どもが語用論的理解や関連のある発話の理解に困難さを示す理由として，次の5つを指摘している。1つ目は，世界の知識の不足や限定，2つ目に関連情報の入手や関連のある文脈的前提の解釈の困難さ，3つ目に推論における認知処理の困難さ，4つ目に文脈的に顕著なことを決定することの困難さ，最後の5つ目は他者が知っているかどうかを判断するこ

とにおける困難さと他者に何が関連することなのかを知ることの困難さである。これらの理由は，子どもの語用障がいを詳しく調査するための漸進的な方法を提供している。また，この5つの理由は，認知と語用的意味の間が近接していること，そして語用障がいは認知的基盤があるということを示唆できると指摘されている。

　わが国では，矢野・岩元（2010）が自閉症スペクトラム20名とLD/ADHD 13名を対象とした関連性理論からみた自閉症スペクトラムの発話解釈の特徴を関連性理論に基づいた課題として表意と推意で構成された10題を独自に作成し調査している。その結果，自閉症スペクトラムは発話解釈において自由拡充とコミュニケーションを成立させる上で重要な推意に障害がある可能性を指摘しているが，独自に作成した刺激図の妥当性や発話解釈を行うためには，やはり文脈が必要であるという点がこの研究の課題として考えられる。

第5節　語用能力の発達的研究における今後の課題

　これまでのわが国における語用障がいに関する研究は，高機能自閉症スペクトラムの子どもたちの推論や意図の読みとり，語用障がいについて検討されている。大井（2006）が語用障がいには個人差があり，全体像が捉えにくいことや診断区分による違いがあることを指摘していることからも，個々の語用障がいがどのように現れているのかを今後の支援に向けても診断別，あるいは年齢別などカテゴリーごとに考えていくことが必要ではないかと考える。

　また，学童期に語用障がいが目立ち始めることなどから，その時期に焦点を当てた研究が多く見られるが，早期に対応していくことを考えると，幼児期の集団に入る時期からの認知的な側面から語用面をみていくことが必要なのではないかと考えられる。こうした点から，臨床的に語用障がいを捉えるBishop（2003）のチェックリスト日本語版を大井・藤野・小山・田中・松

井・権藤（2010）が試みているように，今後，スクリーニングなどのアセスメント面においても臨床の場で使用できるように量的調査研究などを実施していくことが必要ではないかと考えられる。

　関連性理論と語用障がいに関する研究から，認知的な基盤が語用障がいに深く関係していることが明らかとなっている。1990年代以降から，語用障がいの現象を明らかにするためにチェックリストや，発話理解，文脈理解，推論といった認知的側面と語用障がいの関連を検討している研究が増えている。特に語用障がいをより細かく，1つ1つ対応させるような視点からの研究が，2000年以降行われている。

　また，関連性理論から近年の研究を見ると，関連性理論は伝達と認知の両面から人間の会話を検討しているが，語用障がいの研究を見ると理解の部分に焦点があてられているものや推論との関連を明らかにしようとしているものが多く，ことばの産出面に焦点を当てたものが少ないといえる。しかし，語用障がいの中にはことばの産出面に困難さが現れるもの，例えば，臨床場面でみられやすく養育者からの相談でも聞かれやすい，過度な質問行動などについて関連性理論から検討していくことは，支援を考えていく中で，ヒントを得られるかもしれない。

　Leinonen & Kerbel（1999）の研究において挙げられている5つの理由にもあるように，ことばの幅広い知識とその理解，そしてそれを関連付けていく力や思考力なども語用障がいに深く関わっていると考えられる。その中でも特に，ことばの知識を広げていくことは文脈にあったことばを選択し，話すことに繋がると考えられ，また，ことばの意味を理解することで，より会話の理解へと繋がると考えられる。関連性理論からことばの知識とその意味との関連づけから，そのことばを自由に操るためのことばの豊かさが大切になってくるのではないだろうか。

　以上より，これまでの語用障がいの研究と語用障がいを関連性理論と関連づけて検討している研究を概観してきたが，関連性理論のように理解と産出

などの両面から，また，これらの関連性に注目していくことが語用障がいの基盤にあるものを明らかにしていくために必要ではないかと考えられる。それに加え，保育場面では，自閉症スペクトラムの子どもたちは，集団から外れるなどの行動面における困難さを示す子どもがいる。自閉症スペクトラムの子どもたちの語用障がいへの支援を考えるうえで，語用能力，認知発達，行動発達との連関性を明らかにしていくことが必要と考えられる。さらに，自閉症スペクトラムの子どもたちの支援を考えるうえでは，定型発達の子どもたちの資料が必要であるが，連関性の観点から検討された資料は十分でなく，今後このような観点からの資料の集積が必要である。

第2章　自閉症スペクトラムの子どもの語用障がいをめぐって

第1節　はじめに

　大井（2006）は，自閉症スペクトラムの語用面での困難さの改善に取り組むための方法として，"ソーシャル・ストーリー" "ソーシャル・スキル・トレーニング" "「心の理論」の教育" "語用論的アプローチ" をあげている。その中でも語用論的アプローチに重点を置いている。語用論的アプローチは会話分析など詳細なコミュニケーション・プロセスの分析に基づく個別対応的アプローチと，社会―語用論的グループ指導の2つに区分されている。しかし，大井ら（2012）により，Bishop（2003）のCCC-2による語用障がいのチェックリスト日本語版の作成などが行われているが，語用面の困難さに対する支援は，まだ確実な支援プログラムが確立されていないのが現状である。

　これまで，前述したような支援が取り組まれてきているが，それに加えて，保育場面での早期の支援を考えるうえで，発達の連関性を明らかにすることも必要である。土居（2002）は，3歳までの「下位となる諸機能の関係を後続の発達を制御するもの」を明らかにしている。このような発達連関の観点は，自閉症スペクトラムの子どもの語用障がいの支援を考えていくうえで，有効と考えられる。しかし，このような観点からの語用障がいの研究における資料は十分でない。

　また，社会的文脈における言語使用という点からは，自閉症スペクトラムの子どもへの語用，言語使用の発達においては早期からの支援が必要である。定型発達の子どもにおいては，語用能力は前言語期から漸進的に発達する。

そこには，彼らの認知発達が関連しているが，その点については，語用能力の発達に関する研究のなかで十分に整理されてきたとはいえない。本章では，語用能力と認知発達との関連性に焦点を当て，自閉症スペクトラムの子どもの早期言語発達支援において，どのような点を今後考えていかなければならないか，また，そのためにはどのような研究が必要とされているかについて明らかにすることを目的とする。

第2節　語用能力の発達における諸相

　Halliday (1978) は，言語使用における機能的 – 意味的（functional-semantic）連続性を重視し，生後間もなくからの語用の発達の様相について示した（図2-1）。特に彼は，乳児の現実の構成との関係でそれを問題にしている。

　図2-1からは，Halliday (1978) は，1歳半までの原言語（proto-language）による主要な機能の発達を基礎に言語に移行し，そこを踏まえて1歳半以降，プラグマティックな側面，すなわち語用が発達する。彼によると，プリスピーチは，表出であるのに対し，原言語は表出に内容が伴う。すなわち，プリスピーチには，意味的な要素が含まれていない。真の会話は原言語から始まっているとHallidayは述べる。それと並行して，Halliday (1978) は，ma-

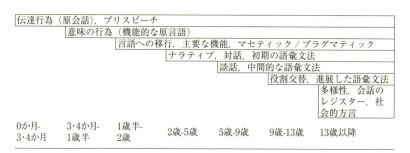

図2-1　会話能力の発達（Halliday, 1978より筆者が作成）

thetic な側面，これは，語用が行為であるのに対して，マセティックな側面は，思考（reflection）の立場であり，そこには，認知（人，対象，特性，行為，出来事，関係の命名，観察，想起，予測）と情緒（物事への子どもの反応）の側面が含まれて，学習的な機能をもつと Halliday（1978）は述べている。マセティックな側面は語用の個人的（personal）な機能につながる（Halliday, 1978）。

　Halliday（1978）は，人の言語は2つの主要な機能的文脈で発達するとし，それは個人的な経験の構成と個人間の関係を示すことであるとしている。そして，それぞれの語彙文法によって，意味の行為によって統合される意味の可能性を構成する。そのような意味の行為が，談話を構成し，話題，伝達手段，配慮，社会的関係を特徴づけるレジスター（regster）や言語の多種に発展するとしている。このように，Halliday（1978）の語用の発達図式から見ると，言語使用，語用の発達は時間をかけ，重層的に進むものであることがわかる。

第3節　「心の理論」研究と関連性

　自閉症スペクトラムの子どもの言語使用，語用の問題の背景にある認知的課題として，「心の理論」の発達はよく取り上げられる（Tager-Flusberg, 2007）。「心の理論」の発達に関しては，その前兆として共同注意が注目され，他者の視線の判断の問題も指摘されてきた。Doherty（2009）は，視線探知について，それは表象的な「心の理論」の発達の始まりを示すものと述べている。また，模倣は，他者理解や「心の理論」の発達と関連があるといわれており，自閉症児は模倣，そのなかでも身体運動の動作模倣に障がいがあるとされてきた（Mesibov et al., 1999）。

　定型発達の子どもでは，模倣に続いてふり遊びが見られる（小山，2012）。ふりは他者認識につながり，ふりや見立て遊び，またそれらを組み合わせるごっこ遊びにおいて，自閉症スペクトラムの子どもは特徴が見られることが

指摘されている。また，荒井・荒木（2013）が3歳5か月時に自閉症スペクトラムと診断された幼児1名のごっこ遊びから役割遊びへの発達過程について検討している。自閉症スペクトラムの子どものごっこ遊びでは自分で遊びの枠組みを設定する特徴がある一方で，相手の遊びの提案を受け入れながら展開していくことが見られにくく，また役割遊びについては，自分主導で展開されるものが相対的に多く見られることを述べている。

Frith（2003/2009）は，「心の理論」ということばは，「少し煩雑で誤解もしやすい」として「心理化（mentalizing）」ということばを用いている。Frith（2003/2009）は「外的な事物の世界の状態と，内的な心の世界の状態の相互の関わりあいを予測する」能力であるとしている。自閉症スペクトラムの子どもではこの心理化（mentalizing）のメカニズムに問題が生じるとされている。これまでは，Baron-Cohenらによる「サリーとアンのテスト」（The Sally-Ann Test; Baron-Cohen, Leslie, & Frith, 1985）に代表される誤信念課題によってこの能力が評価され，議論されてきたが，このようなテストに通過する能力は，定型発達の子どもでは，4歳後半という比較的遅く見られる。しかし，近年では，1歳代の子どもにおいてもそのような能力があるのではないかとされ，発達的連続性が議論され始めている。その端となっているのが，Onishi & Baillargeon（2005）の研究である。

Onishi & Baillargeon（2005）らは，生後15か月児を対象に，実験的にこの月齢の子どもの信念の概念を明らかにしようとした。バイザーを付けた女性が（彼女の眼が見えないように），机の上に緑色と黄色の箱があり，緑色の箱におもちゃのスイカを中に入れ，そしてさらにまた2つを緑色の箱に入れる。女性には見えないようにされるが，子どもは緑の箱から黄色の箱におもちゃが移されるのを見る。そして，女性が空の緑色の箱に手を伸ばすと注視が長くなる。次に前のようにメロンが子どもには見えて，女性には見えないように，移動させられる。そして，黄色の箱に女性が手を伸ばすと注視時間が長くなる。子どもは正しい位置に彼女が手を伸ばすと驚く。このような結果は，

1歳過ぎの子どもが他者の心的状態を捉えることができる十分な用意ができることを示しているとして，また，社会的認識の発達の構成を示唆するものとして注目されるとLewis & Stark (2013) は述べている。

　Onishi & Baillargeon (2005) の研究は，欧米においてはさまざまな影響を与えており，特にSpelke & Kinzler (2007) らのコア認知理論 (Core Knowledge Theory：CKT) から発達における予測 (predictions) として注目されている。これらの議論と図2-1に示したHalliday (1978) の乳幼児の語用の発達に見られる重層性と重ねると，心の理論の発達においても「発達の連続性」という点が注目されるとともに，「意味の行為」から言語への移行と並行して「心の理論」の発達にむけてどのような発達がみられているのかを明らかにしていく必要がある。

第4節　推論言語の発達との関連

　心の理論の発達との関連では，心的状態語の獲得が問題にされてきた (Tager-Flusberg, 2007)。MLU（平均発話長）や言語発達のレベルを統制したダウン症の子どもと自閉症の子どもとでは，自閉症の子どものほうが，心的状態語，特に認知や推測に関する語の獲得が少ないと報告されてきた。心的状態語の獲得や理解は，自閉症スペクトラムの子どもの語用障がいを考えるうえで重要であるが，さらに今日，ナラティブの理解と関連して，推論言語 (inferential language) が注目されている (Nicol & Tompkins, 2013)。彼女らは，定型発達の子どもにおいて，母親の推論言語の使用が子どもの語彙やストーリーの理解，そして後の推論言語を予測するのではないかと考え，子どもの年齢が3歳0か月から5歳7か月の52組の母子を対象に絵本読みの場面を分析して，推論言語の発達について検討している。母親の推論言語の例として，彼女らは次のようなものを挙げている。

Mother: *"Oh, woe is me you're getting very fat Master Peek says to himself, noticing he bulge in his jacket."*（おお，苦しいとマスターピークはジャケットが膨らんでいることに気づいてとても太っている自身のことを言う）

Mother: *"The hippo overhears and thinks the remark is intended for her."*（カバは彼女のために意図されている意見を耳にし考える）

Mother: *"Oh, my goodness that hippo thinks that the zookeeper is saying that she's fat!"*（カバは飼育係が彼女は太っている！と言っていることを自分の良さと考えている）

Mother: *"So that's a misunderstanding, isn't it ?"*（でも，それは誤解よね？）

Mother: *"He was really talking about himself and she thought he was talking about her."*（彼は本当の自身のことを話したが彼女は彼が彼女について話していると思った）

(Nicol & Tompkins, 2013より)

　Nicol & Tompkins（2013）によれば，このような母親の推論的な話は，子どものPPVT（ピーボディ・ピクチャー・ボキャブラリーテスト）の得点との相関が高く，ストーリー理解と知覚していることについての道理づけや語の定義，ストーリーを越えての説明の要求といった点において相関が見られることを示している。この結果から子どもの推論的な発話は，母親の推論言語によって予測されるとしている。語用論的推論の定型発達の過程を検討した発達的研究はこれまで少なく（村上，2013），そこに，語彙能力や抽象化との関連を探っているNicolらの研究は興味深い。

第5節　全体的統合における障がいとの関連

　Frith（2003/2009）は，自閉症スペクトラムの子どもにおけるコミュニケーションの障がいの中核となる語用障がいは，「全体的統合の弱さ（central coherence）」といったことが背景となり，語用的な問題が引き起こされると

指摘している。Frith（2008, 2003/2009）の自閉症スペクトラムの事例における全体的統合の障がい（weak central coherence）は，臨床的には注目され，わが国でも多くの研究者によってこの点について指摘されているが，言語発達，特に語用能力の発達との関連性についての報告は少ない。小山（2012）は象徴遊びにおける心の理論や他者認識の発達についてまとめているが，全体的統合についても特に象徴遊びにおける象徴遊びの体制化（Patterson & Westby, 1994）と関連があると考えられており，今後，さらに検討していく必要がある。

　語用発達との関連では，「意味の行為」を言語に統合していくことと関連があるのではないかと考えられる。コンテクストのなかでのセンテンスの構成である。McCune（2008/2013）は，象徴的遊びが階層的になることと，MLUの増加との関連が定型発達の子どもにおいて見られることを指摘した。これは先述した小山（2012）の指摘とも一致するものである。また，Frith（2008）は，Happé & Frith（2006）の研究を引用して，'You can go hunting with a knife and ……'「狩りにでかけるときは，ナイフと……持って行きます」の文章を完成しなさいという課題で，……にナイフを入れるということは，局所的な要素間の関連づけで，全体的統合の障がいを反映したものとしている（Frith, 2008）。

　次に語彙文法，特に文法の発達との関連が図2-1からはうかがわれる。その点については，これまで十分に検討されておらず，語彙の発達という観点に加えて，この全体的統合の障がいと文法，構文の発達との関連性を自閉症スペクトラムの子どもの語用における障がいを検討していくうえにおいては今後，重要な課題であると考えられる。

第6節　定型発達の子どもの語用能力と保育場面においての困難さ

　定型発達の子どもたちにおける語用能力は，乳幼児期の共同注意から始ま

り，さまざまな発達と連関しながら時間をかけて発達していくと考えられる。Ninio & Snow (1996) は語用能力の発達について，スピーチの出現より前に，発声や身振りによってコミュニケーション行為に含まれる言語表現の発達や伝達意図の獲得があり，また，会話のスキルの発達やルールの獲得は，順序交代，妨害，相づち，話題の関連性や話題転換などを統制することを述べている。また，大伴（2010）は，「情緒・社会性や共同注意といった対人的認知が，語彙の獲得やことばの機能的な使用（語用）に影響を与える」と指摘している。

保育場面では，集団の中に入れない，他の子どもと違う遊びをする，役割交替ができない，着替えなどの場面などで場面の切り替えがうまくいかないといった行動面で保育者にとって問題と感じられ，場面の切り替えがうまくいかないという行動上の特徴の背景には，「心の理論」の発達やこだわりの問題が関連していると考えられる。一方，自閉症スペクトラムの子どもとの会話に見られる質問行動の多さは，保育場面では彼らのこだわりとも捉えられ，こだわりと語用能力との関連に関しては，Frith (2003/2009) が自閉症の自発的な行動は限定的な構造をもつと指摘しており，また，全体的統合の弱さから行為の繰り返しについて，入力と出力のスイッチの認識が働かないために起こると仮定している。先にあげた行動上の問題は「心の理論」の未発達さや全体的統合における弱さ，計画することや衝動のコントロール，思考や行動の柔軟性，組織的探索が必要であり，環境や文脈などに引きずられることなく頭の中で組み立てることができる（Mesibov et al., 1999）といった実行機能の問題といった認知的困難さで考えられるが，現実の保育場面での行動特徴と語用能力との連関性については十分に検討されていない。

さらに，保育活動において集団で活動するものの1つに体操があり，体操に参加しない子どもについても保育者がとりあげる行動の1つである。これは集団活動と模倣が関係しているといえる。Mesibov et al. (1999) は，模倣は，「心の理論」の発達の基礎であると述べており，語用能力と関連が指摘

される「心の理論」の基礎である模倣は，語用能力とも何らかの関連が予想される。

　Happé（1994/1999）は，Marton & Frith（1995）の障がいの因果モデルから生物学的レベル，認知的レベル，行動レベルの3つの水準をきちんと区別していると自閉症スペクトラムに関連した多くの問題を考えるのに役立つと指摘している。認知的レベル，行動レベルの水準に区別して理解していくには，定型発達の子どもたちにおける語用能力と行動特徴やその背景にある認知発達との連関性を検討した資料は，大井ら（2012）の指摘する「語用障がいの発現に関わる個人の発達水準」といった幼児期の語用障がいとその支援を考えていく上で有用であると考える。また，土居（2002）が「その下位となる諸機能の関係から後続の発達を制御するものを明らかにすること」を試みており，言語，認知，行動の連関の観点から，新版K式発達検査の結果を発達連関として検討している。このような観点は言葉，認知，行動など幅広い能力が相互に絡んでいる語用能力の発達や会話の発達につまずく子どもの支援を考えていく上で必要であり，有効であると考えられる。しかしながら，これまでの語用障がいの研究では，そのような観点からの定型発達の子どもにおいての資料が十分でない。そこで本研究では，自閉症スペクトラムの子どもの語用能力の発達支援に向けて，定型発達の子どもの語用・会話の発達に関連する諸発達を明らかにする必要があると考えた。

　秦野（2001）は，「語用論的知識は経験による学習が大きい」と述べており，語用能力の発達は幼児期から学童期へと集団のなかでさらに発達していくと考えられる。語用能力における障がいは，集団の中でより顕著に現れ，学童期以降に困難さが表面化し気づかれることが多い。幼児期の段階では，保育者が周りの子どもたちとは異なることに気づきながらも，語用面に関しての支援が十分とはいえず，大事な時期の支援を逃していることも少なくない。

第7節 本研究の目的

　本研究は，自閉症スペクトラムの子どもに見られる語用障がいの支援に向けて，定型発達の子どもたちを対象に語用能力と認知・行動発達との連関性を明らかにする基礎的研究である。

　本研究では，次章において，就学前の定型発達の子どもの語用能力とそれに関わる認知・行動発達を発達的連関の観点から検討し，この時期の語用能力の発達において他の機能がどのような連関を示すのかを明らかにする。

　第4章では，新たな観点を加えた質問紙第2版を用いて，保育場面で調査を行い，語用能力とその他の認知発達，行動発達を発達的連関の観点から検討する。また，自閉症スペクトラムの疑いがある就学前の事例における追跡的資料を質的に検討し，保育場面での語用能力の発達的変化を検討し，個人内の発達連関を明らかにする。

　第5章は，前章において検討した幼児期の語用能力に関連する認知，行動発達がそれ以前の乳児期にはどのような認知的基盤が語用能力に関連し，発達的基盤となるのかを日常的な養育者の言葉かけや行動と子どもの行動から検討する。第6章では，幼児の推論言語について定型発達の事例において絵本場面に表出される推論的言語と語用・認知・行動発達に関する質問紙による資料から，4歳から5歳頃に見られる推論言語と語用能力，その周囲にある認知・行動発達について考察し，推論的言語と語用能力の発達との関連について明らかにする。

　本研究は，就学前の定型発達の子どもの語用能力の発達を語用能力と認知・行動発達との連関性，また，事例研究を通して認知発達の変化が語用能力の発達にどのように関わり，個人内で変化していくのかを乳幼児期から幼児期まで明らかにし，最終的に支援に向けての語用能力の発達モデルの作成を試みる。さらに，今後，自閉症スペクトラムの子どもの語用障がいへの支

援を考えていく上で，認知面にどのような支援が必要であるかを考察していくことを本研究の目的とする。

第3章 幼児の語用能力とそれに関わる認知・行動発達(1)
―就学前の子どもの語用能力の発達に見られる連関性―

第1節 目　的

　本研究は，Bishop (1998) の CCC や Robins et al. (2001) の M-CHAT を参考に，語用障がいの症状に関する項目やそれに関わる認知・行動発達に関する項目を多面的に取り入れた質問紙を作成し，A 市内16園の3歳〜5歳児クラスの保育者を対象に質問紙を実施し，就学前の定型発達の子どもに見られる語用能力の発達と行動発達との連関性を検討した。

第2節 方　法

2.1 研究協力者

　A 市内の公立幼稚園16園に通う3歳児96名（男児；53名，女児；43名），4歳児139名（男児；71名，女児；68名），5歳児154名（男児；75名，女児；79名），6歳児28名（男児；16名，女児；12名）の計417名（男児；215名，女児；202名）を対象とした。

2.2 質問紙について

　調査に使用した質問紙において，語用に関しては Bishop (1998) の Development of the Children's Communication Checklist (CCC), Robins et al. (2001) の M-CHAT などを参考に独自の質問項目を加え質問紙を作成した。Bishop (1998) において分類された A～I の中から，主に会話に焦点を当てている＜C.不適当な開始＞から2項目，計画や物事の説明，指示代名詞，人称の適切な使用といった＜D.結束性＞からは1項目，＜E.ステレオタイプな会話＞から3項目，＜F.会話的文脈の使用＞から3項目，＜G.会話的信頼＞は1項目，こだわりなどに関係する＜I.興味＞から3項目を参考にし，保育場面に合うように改変した。Bishop (1998) は，特異的言語発達障害 (SLI) の語用障がいを捉えるものであるため，Bishop (1998) や大井 (2006) らの観点を参考に語用の項目として独自に考えた6項目を加えた。CCC の＜A.言語産出：明瞭さと流暢さ＞，＜B.統語＞は，言語産出による発音と流暢さ，統語に関する内容であったが，日本語において発音などを当てはめることは難しいことや保育場面での会話に注目することから，本研究では除外した。また，M-CHAT (Robins et al., 2001) を参考に改変した6項目を取り入れ，その他日常の保育場面における行動・認知発達の観点から，本研究では，共同注意，こだわり，自己理解，人物描画，模倣，見たて，ごっこ遊び，場やルール理解，実行機能，身辺自立に関するもの11項目を含めた。質問項目は，全38項目である。

2.3 実施方法

質問紙調査を各園に郵送し，クラス担任に子どもの語用能力と認知発達に関する質問紙を回答してもらった。

調査はクラスに在籍する園児で保護者から研究協力の同意が得られた子どもを対象とし，各園のクラス担任に園児1人ひとりについて質問紙を回答してもらった。回収方法は質問紙と一緒に同封した封筒に入れ，返送してもらった。回収率は57%（23園に配布したうち16園の協力を得て777通を配布，そのうち440通の返送があった）であった。

回答は，個々の子どものコミュニケーション場面において園のクラス担任

が各項目に対して適当であると思うものを選択してもらう形式をとった。質問紙尺度は「3.あてはまる」「2.時々感じることがある」「1.あてはまらない」の3件法とした。

クラス担任への調査協力の依頼は，園長を通して研究概要と質問紙の記入の仕方を記載した文書を作成したものを渡してもらった。また，記入方法やその他に疑問や不明点がある場合，連絡が取れるように配慮した。

2.4 実施期間

調査期間は，20XX年Y月から20XX年Y+1月の末日までとした。保育者の日常業務に支障がないように期間を取るようにした。

2.5 分析の資料

分析資料は，記入漏れ等がない417名の回答（男児：215名，女児：202名）で，その内訳は，3歳児（96名），4歳児（139名），年長として5，6歳児（182名）の回答である（6歳児は少数のため，年長児に含め，5歳0か月～6歳4か月までを年長とした）。数量的分析には，IBM SPSS Statistics version 21を使用した。

第3節 結　果

3.1 因子分析

作成した質問紙項目に内在する語用能力や行動発達に関与する項目をカテゴリー化し，因子を抽出するために，各年齢別に質問項目38項目に対して因子分析を行った。因子分析には主因子法，プロマックス回転を行った。因子分析の際，始めに各年齢別に共通性が低い項目の有無を確認し，因子のスクリープロットをみて因子間の傾きが大きい箇所で因子数を決定した後，再度，

主因子法によりプロマックス回転をかけた。その後，共通性の低いもの，因子負荷量.40を基準にそれを下回るもの，また，複数にわたり.35以上の因子負荷を示した項目を除外し，同様の過程を複数繰り返し行い，最終的に因子を決定した。

3歳児（96名）では，共通性の低い項目がなく，固有値は9.43，4.49，2.91，2.05，……と変化していた。減衰状況と因子のスクリープロットから3因子が適当であると判断し，3因子を指定して再度同様に主因子法による因子分析にプロマックス回転を行った。共通性が低い（.20以下を基準）項目，因子負荷量が.40に満たない項目，因子負荷が重複している項目の12項目を削除し，同じ手続きで最終的に抽出された3因子の結果を表3-1に示した。内的整合性を検討するために a 係数を算出したところ，第Ⅰ因子で $a=.89$，第Ⅱ因子で $a=.89$，第Ⅲ因子で $a=.75$ と十分な値が得られた。4歳児（139名）は，3歳児と同様の手続きをとり，固有値の減衰状況と因子のスクリープロットから6因子が適当であると判断し，6因子を指定し，主因子法による因子分析，プロマックス回転を行った。共通性が低い項目，因子負荷量が.40に満たない項目，因子負荷が重複している項目の12項目を削除し，最終的に抽出された6因子の結果を表3-2に示した。3歳児と同様に a 係数を算出した結果，第Ⅰ因子で.87，第Ⅱ因子で $a=.78$，第Ⅲ因子では $a=.65$，第Ⅳ因子は $a=.56$，第Ⅴ因子は $a=.66$，第Ⅵ因子は $a=.50$ であった。年長児（182名）においても，3，4歳児と同様の手続きをとり，固有値の減衰状況と因子のスクリープロットから4因子が適当であると判断し，4因子を指定して，主因子法によるプロマックス回転を行った。共通性が.20以下の低い項目，因子負荷量が.40に満たない項目，因子負荷が重複している項目19項目を削除し，同じ手続きで最終的に抽出された4因子の結果を表3-3に示した。年長児も3歳，4歳児同様に a 係数を算出した結果，第Ⅰ因子は $a=.92$，第Ⅱ因子が $a=.74$，第Ⅲ因子は $a=.70$，第Ⅳ因子は $a=.54$ であった。

第3章　幼児の語用能力とそれに関わる認知・行動発達(1)

表3-1　3歳児の因子分析結果（n=96）

No.	項目内容	因子負荷量 I	II	III
第Ⅰ因子：「一方的な発話・同意なしの話題変更と維持」11項目，α = .89				
Q11	子どもとの会話で何かの言葉をきっかけに突然，関係ないことを話し始めることがありますか？	.83	-.16	.02
Q33	すでに知っていることを繰り返し聞いたり，話すことがありますか？	.80	-.22	-.12
Q2	子どもと会話をしている時に突然，話の話題が変わることがありますか？	.76	.16	-.06
Q6	会話をするときに，こちらが言ったことに対して，適当でない返答をすることがありますか？	.64	.29	.03
Q35	こちらが話したことに対し，過剰にそのままの言葉通りに受け取ることがありますか？	.64	-.24	.04
Q12	集団で会話をしている時，他の人が話しているところに割り込んで話し始めることがありますか？	.63	.08	-.35
Q5	聞き手のことなど関係なく，まるで独り言かのように一方的に話していることがありますか？	.59	.24	.03
Q37	遊んでいる時や日常の中で，特定のものだけに関心やこだわりを感じることがありますか？	.59	-.27	.13
Q8	突然，その状況に当てはまらない言動や行動をとることがありますか？	.56	.23	.13
Q20	こちらが意図した質問内容に対し異なった回答をしますか？	.51	.02	.21
Q7	遊んでいる時に集団の中に入らないことがありますか？	.47	.12	.15
第Ⅱ因子：「適切な発話交替と指示・人称・比喩の理解・表象」8項目，α = .89				
Q30	会話をする際，話し手と聞き手の役割交替ができますか？	.03	.78	-.04
Q29	見立て遊びやごっこ遊びをしますか？	-.02	.77	-.09
Q34	計画を立てて自分で何かを作る，あるいは行動することができますか？	-.04	.73	.09
Q28	指示代名詞や人称を使って会話をすることがありますか？　例）ぼく，わたし，これ，あっちなど	-.28	.73	-.06
Q13	比喩やあいまいな表現が理解できますか？　例「～みたい」「～のような」	-.15	.72	.09
Q31	人物の顔や体を描くことができますか？	.27	.72	-.16
Q24	簡単なルールのゲームを理解し，楽しむことができますか？	.11	.62	.24
Q22	冗談を言い合ったり，理解することができますか？	-.02	.60	.07
第Ⅲ因子：「会話時の抑揚・共同注意」7項目，α = .75				
Q21	こちらが「あれ，見て！」と指で指し示すとその方向を見ますか？	-.01	-.11	.82
Q10	子どもと会話をするとき，子どもの話し方が一本調子のように感じることがありますか？	.06	.08	.69
Q9	子どもが会話を始めるとき，必ず質問から始まり，それを過剰に感じることがありますか？	.20	-.22	.59
Q19	名前を呼ぶと返事をしたり，振り向いて反応しますか？	.01	-.05	.56
Q36	日常生活でおこなう行為（自分で着替えられる等，身辺のこと）ができますか？	-.17	.13	.55
Q25	体操などの時，お手本をみて真似することができますか？	-.04	.23	.51
Q1	子どもと会話をするとき，子どもと視線が合いますか？	-.09	.10	.50
	因子間相関	I	II	III
	I	-	.26	.47
	II		-	.42
	III			-

表3-2　4歳児の因子分析結果 (n=139)

No. 項目内容	因子負荷量 I	II	III	IV	V	VI
第Ⅰ因子：「同意なしの話題変更・一方的な発話と会話の関連付け」9項目, $a = .87$						
Q2 子どもと会話をしている時に突然、話の話題が変わることがありますか？	.84	-.05	-.01	-.09	-.20	.00
Q8 突然、その状況に当てはまらない言動や行動をとることがありますか？	.78	.04	-.02	.03	-.26	.14
Q11 子どもとの会話で、何かの言葉をきっかけに突然、関係ないことを話し始めることがありますか？	.74	-.06	.02	.12	.01	-.17
Q6 会話をするときに、こちらが言ったことに対して、適当でない返答をすることがありますか？	.71	.10	.00	-.04	.25	-.05
Q5 聞き手のことなど関係なく、まるで独り言かのように一方的に話していることがありますか？	.68	.05	.16	.11	-.02	-.09
Q20 こちらが意図した質問内容に対し異なった回答をしますか？	.58	-.09	-.06	-.23	.25	.15
Q7 遊んでいる時に集団の中に入らないことがありますか？	.56	.11	.05	-.01	-.02	-.02
Q37 遊んでいる時や日常の中で、特定のものだけに関心やこだわりを感じることがありますか？	.56	-.14	-.02	.09	.16	.08
Q33 すでに知っていることを繰り返し聞いたり、話すことがありますか？	.51	-.03	-.24	.15	.09	-.15
第Ⅱ因子：「比喩の理解・他者の注意と身振りの使用」5項目, $a = .78$						
Q4 子どもが会話を始めるとき、こちらの注意を引きますか？	.01	.75	-.19	-.16	-.13	-.14
Q16 会話をするときに身振りを使うことがありますか？	-.11	.69	-.05	-.05	.10	.09
Q14 幼児語を使う時期がありましたか？	-.06	.65	.02	.29	.09	.13
Q13 比喩やあいまいな表現が理解できますか？ 例）「～みたい」「～のような」	.13	.60	.12	-.09	-.04	-.04
Q22 冗談を言い合ったり、理解することができますか？	.11	.57	.17	-.06	.07	.07
第Ⅲ因子：「指示・人称の使用と表象」4項目, $a = .65$						
Q28 指示代名詞や人称を使って会話をすることがありますか？ 例）ぼく、わたし、これ、あっちなど	-.08	.07	.64	-.03	.03	-.24
Q29 見立て遊びやごっこ遊びをしますか？	-.05	-.03	.61	.02	-.07	.12
Q34 計画を立てて自分で何かを作る、あるいは行動することができますか？	.11	.17	.59	.08	.06	.08
Q31 人物の顔や体を描くことができますか？	.15	-.20	.50	-.17	.01	.13
第Ⅳ因子：「言葉の丁寧さと字義通りの理解」4項目, $a = .56$						
Q17 会話をするとき、誰に対しても丁寧でかしこまった言葉で話しますか？	-.04	.10	-.06	.68	-.07	.11
Q35 こちらが話したことに対し、過剰にそのままの言葉通りに受け取ることがありますか？	.06	-.07	.00	.61	.00	.02
Q9 子どもが会話を始めるとき、必ず質問から始まり、それを過剰に感じることがありますか？	.19	-.05	.13	.48	-.05	-.11
Q23 図鑑や事典に載っているようなことを話すことがありますか？	-.03	-.05	-.13	.43	.10	.04
第Ⅴ因子：「共同注意」2項目, $a = .66$						
Q21 こちらが「あれ、見て！」と指で指し示すとその方向を見ますか？	.01	.13	.01	-.02	.75	-.14
Q19 名前を呼ぶと返事をしたり、振り向いて反応しますか？	-.05	-.04	-.01	.00	.71	.12

第3章 幼児の語用能力とそれに関わる認知・行動発達(1)　35

第Ⅵ因子:「非言語的要素」2項目, $a = .50$
Q32 微笑みかけると同じように笑顔で返しますか？　　　　　　-.17　.02　.09　.07　.01　.73
Q1 子どもと会話をするとき，子どもと視線が合いますか？　　.35　.18　-.09　-.01　-.06　.49

因子間相関	I	II	III	IV	V	VI
I	-	-.10	.08	.28	.23	.17
II		-	.27	-.33	-.10	.17
III			-	-.19	-.07	.23
IV				-	.04	-.11
V					-	.13
VI						-

表3-3　年長児の因子分析結果（n=182）

No.	項目内容	因子負荷量			
		I	II	III	IV
第Ⅰ因子:「意図理解・一方的な発話・抑揚」9項目, $a = .92$					
Q6	会話をするときに，こちらが言ったことに対して，適当でない返答をすることがありますか？	.92	.03	-.05	-.03
Q8	突然，その状況に当てはまらない言動や行動をとることがありますか？	.83	.06	-.12	.07
Q20	こちらが意図した質問内容に対し異なった回答をしますか？	.83	.04	-.07	.02
Q10	子どもと会話をするとき，子どもの話し方が一本調子のように感じることがありますか？	.71	-.15	.15	.15
Q11	子どもとの会話で，何かの言葉をきっかけに突然，関係ないことを話し始めることがありますか？	.70	.11	.02	-.12
Q5	聞き手のことなど関係なく，まるで独り言かのように一方的に話していることがありますか？	.70	.07	-.07	-.20
Q2	子どもと会話をしている時に突然,話の話題が変わることがありますか？	.66	.09	-.01	-.20
Q18	変わった言葉の使いまわしや，独特な言葉の表現で話しますか？	.61	-.16	.20	.22
Q9	子どもが会話を始めるとき，必ず質問から始まり，それを過剰に感じることがありますか？	.58	-.08	.24	.09
第Ⅱ因子:「感情伝達・象徴遊び・プランニング」5項目, $a = .74$					
Q29	見立て遊びやごっこ遊びをしますか？	-.06	.67	.08	-.02
Q34	計画を立てて自分で何かを作る，あるいは行動することができますか？	.03	.66	-.03	-.05
Q27	自分の感情・気持ちを伝えることをしますか？	-.06	.63	-.05	.10
Q30	会話をする際，話し手と聞き手の役割交替ができますか？	.25	.51	.06	.19
Q32	微笑みかけると同じように笑顔で返しますか？	.07	.46	.02	.07
第Ⅲ因子:「発話の字義通りの理解・興味」3項目, $a = .70$					
Q35	こちらが話したことに対し，過剰にそのままの言葉通りに受け取ることがありますか？	-.03	.00	.87	.07
Q37	遊んでいる時や日常の中で，特定のものだけに関心やこだわりを感じることがありますか？	.02	.13	.71	-.23
Q33	すでに知っていることを繰り返し聞いたり，話すことがありますか？	.12	-.07	.42	-.16
第Ⅳ因子:「会話時の他者への注意」2項目, $a = .54$					
Q4	子どもが会話を始めるとき，こちらの注意を引きますか？	.09	-.06	-.17	.60
Q16	会話をするときに身振りを使うことがありますか？	-.11	.27	.03	.57

因子間相関	I	II	III	IV
I	-	.51	.53	-.06
II		-	.25	.09
III			-	-.06
IV				-

3.1.1　3歳児

　第Ⅰ因子は、「子どもとの会話で何かの言葉をきっかけに突然関係ないことを話し始める」、「すでに知っていることを繰り返し聞いたり話すことがある」などのBishop (1998) のCCCでは、＜E. ステレオタイプな会話＞＜C. 不適当な開始＞に相当する項目で高い因子負荷を示していた。また、これらの項目に加えて、CCCでは＜I. 興味＞にあたる、こだわり、集団に入らない（CCCでは、1人よりも他者といることを好むといった逆転項目として入っている項目である）が含まれていた。そして、CCCの＜C. 不適当な開始＞＜E. ステレオタイプな会話＞＜F. 会話的文脈の使用＞の項目に加え、本研究において独自で入れた「人が話しているところに割り込んで話し始める」や「意図した質問内容に異なった回答をする」といった項目が含まれていた。そこで第Ⅰ因子は、Bishop (1998) のCCCにある項目の因子負荷が高いこと、会話における条件に適した発話の困難さ、そして興味に関するもので因子負荷の高さから、「一方的な発話・同意なしの話題変更と維持」と命名した。第Ⅰ因子は、同意なしの話題変更や不適切な発話、会話の割り込みなどの言語行為の条件の欠如、話し手の意図した意味の理解、字義通りの理解といった会話における場面に合った発話の適切さと話題の維持、先行会話との関連付け、そして興味関心による知的好奇心の発達を示す因子である。

　第Ⅱ因子は、Bishop (1998) にはない「会話をする際、話し手と聞き手の役割交替ができる」や「比喩やあいまいな表現が理解できる」、「見たて遊びやごっこ遊びをする」（M-CHAT (2001) では「ふり遊びとごっこ遊び」について尋ねているものを改変）、「計画を立てて自分で何かを作る、あるいは行動できる」、「人物の顔や体を描くことができる」といった独自に入れた項目と、＜D. 結束性＞にあたるが、「指示代名詞や人称を使って会話をする」と本研究では対象年齢と保育場面に合うように改変した項目で因子負荷が高かった。それに次いでBishop (1998) のCCCでは＜F. 会話的文脈の使用＞に相当する「冗談を言い合ったり理解することができる」、そして、独自に取り入れ

た「簡単なルールのゲームを理解し楽しめる」の因子負荷が高い。第Ⅱ因子は，発話交替や比喩の理解，指示・人称の使用の会話・言語によるものと象徴遊びやプランニング，人物画といった認知的諸側面を示している項目が混在して含まれている。そこで，第Ⅱ因子は，「適切な発話交替と指示・人称・比喩の理解・表象」と命名した。第Ⅱ因子は，会話における適切な発話交替や指示代名詞・人称の使用，比喩などの抽象化された言語表現の理解，そして，人物画や象徴遊びに関係するイメージやプランニングの表象発達を示すものといえる。

　第Ⅲ因子は，抑揚の乏しさを問う「子どもの話し方が一本調子のように感じる」とM-CHATに含まれている「こちらが「あれ，見て！」と指で指し示すとその方向を見る」という共同注意に関するもので因子負荷が高かった。「会話を始めるとき，必ず質問から始まりそれを過剰に感じる」という過剰な質問による開始について尋ねた項目と「体操などの時，お手本をみて真似をする」といった身体的模倣や，「日常生活で行う行為（自分で着替えるなど）ができる」という身辺自立などの独自に取り入れた項目と「会話をするとき，子どもと視線が合う」「名前を呼ぶと返事や反応する」などのM-CHATにも含まれている，視線や自己理解の項目が因子に含まれていた。したがって，第Ⅲ因子には「会話時の抑揚・共同注意」と命名した。第Ⅲ因子は，抑揚の乏しさ，過剰な質問による開始が含まれている一方で，視線や共同注意の非言語的要素や模倣といった他者理解や「心の理論」などの発達に関連するものがあり，語用に先行する認知・行動的発達因子であるといえる。

3.1.2　4歳児

　第Ⅰ因子は，Bishop（1998）のCCCの＜E. ステレオタイプな会話＞にあたる「会話をしている時に突然，話の話題が変わることがある」「何かの言葉をきっかけに関係ないことを話し始めることがある」「こちらが言ったことに対して，適当でない返答をする」，＜F. 会話的文脈の使用＞にあたる

「突然その状況に当てはまらない言動や行動をとる」，＜C.不適当な開始＞にあたる「聞き手に関係なく，独り言かのように一方的に話す」といった項目で因子負荷が高かった。また，それに加えCCCでは，＜C.不適当な開始＞にあたる「すでに知っていることを繰り返し聞いたり，話すことがある」や＜I.興味＞にあたる「こだわり」「遊びの時に集団に入らない」の項目が因子の中に含まれ，Bishop (1998) のCCCを参考に取り入れた項目がまとまっていた。その一方で，「こちらが意図した内容に対し異なった回答をする」という独自に入れたものが含まれていた。そこで，因子負荷の高さから，第Ⅰ因子は「同意なしの話題変更・一方的な発話と会話の関連付け」と命名した。第Ⅰ因子は，3歳児の第Ⅰ因子と同様に，同意なしの話題変更，や不適切な発話，話し手の意図理解の困難さ，社会的不適切な言動，興味，集団に入らないとした項目が集まっていた。この第Ⅰ因子は，会話における他者との話題共有や興味，また，他者や集団などの場面認知を示すものといえ，会話における適切性と他者や場面の認知の発達的因子である。

　第Ⅱ因子は，M-CHAT (Robins et al., 2001) を参考にした「子どもが話し始める時，こちらの注意を引く」や，Bishop (1998) の＜G.会話的信頼＞にあたる「会話をするときに身振りを使う」，と独自に入れた「幼児語を使う時期があったか」「比喩やあいまいな表現が理解できる」の因子負荷が高かった。注意や身振りの使用は会話を行う際の非言語的コミュニケーション行動であり，比喩の理解については抽象化された言語表現の理解における因子といえる。第Ⅱ因子は「比喩の理解・他者の注意と身振りの使用」と命名した。第Ⅱ因子は，比喩や冗談といった抽象的な言葉の理解や冗談などの心の理論に関係するもの，そして，言葉だけでなく，他者との相互交渉において会話開始時に注意を引く行為，身振りの使用の発達を示すものといえる。

　第Ⅲ因子は，Bishop (1998) のCCCでは，＜D.結束性＞にあたるが本研究では，改変した「指示代名詞や人称を使って会話をすることがある」とM-CHATを参考に改変した「見立て遊びやごっこ遊びをする」で因子負荷

が高かった。また,「人の顔や体を描くことができる」,プランニングなどの認知的側面として独自に入れた項目が因子の中に含まれていた。そこで第Ⅲ因子は,「指示・人称の使用と表象」と命名した。第Ⅲ因子は,指示代名詞・人称の使用という自他概念に関係するもの,見立てやごっこ遊び,人物の顔や体を描くボディイメージなどの表象能力やプランニング能力に関するもので,人,あるいはものとの距離や頭の中でイメージあるいは構成したものを表出する高次の認知機能因子といえる。

第Ⅳ因子は,Bishop (1998) のCCCでは＜F. 会話的文脈の使用＞にあたる「会話をするとき,誰にでも丁寧でかしこまった言葉で話す」,「こちらが話したことに対し,過剰にそのままの言葉通りに受け取ることがある」の項目で因子負荷が高かった。CCCでは＜I. 興味＞にあたる「図鑑や事典に載っているようなことを話すことがある」,そして,独自に入れた「子どもが会話を始めるとき,必ず質問から始まりそれを過剰に感じる」が含まれていた。したがって,第Ⅳ因子は「言葉の丁寧さと字義通りの理解」と命名した。第Ⅳ因子は,丁寧さや堅苦しさ,過剰な字義通りの理解などのステレオタイプな言語特徴があるといえる。また,過剰な質問による開始や図鑑などの知識を話すという興味関心による知的好奇心の発達や会話での言語的知識と意味の発達を示す因子である。

第Ⅴ因子は,M-CHATに含まれている「こちらが「あれ,みて!」と指で指し示すとその方向を見る」「名前を呼ぶと返事をしたり,振り向いて反応する」で因子負荷が高く,「共同注意」と命名した。第Ⅴ因子は,言葉やものへ視線や注意を向け他者と共有する,社会的反応を示す因子である。

第Ⅵ因子は,「微笑みかけると同じように笑顔で返す」で因子負荷が高い。第Ⅴ因子と同様にM-CHATに含まれている項目で非言語的コミュニケーションに関するもので,特に他者の心的状態などの手がかりとなる視線や表情によるものである。したがって,「非言語的要素」と命名した。第Ⅵ因子は,コミュニケーション初期における語用能力の基盤を形成する先行の発達的因

子といえる。

3.1.3 年長児

第Ⅰ因子は，Bishop（1998）のCCCでは＜E.ステレオタイプな会話＞にあたる「会話をするときに，こちらが言ったことに対して適当でない返答をすることがある」，「何かの言葉をきっかけに突然関係ないことを話し始めることがある」，「会話をしている時に突然，話の話題が変わる」，＜F.会話的文脈の使用＞にあたる「突然，その状況に当てはまらない言動や行動をとることがある」，＜C.不適当な開始＞にあたる「聞き手に関係なく，独り言のように一方的に話す」，＜I.興味＞にあたる「変わった言葉の言い回しや独特な言葉の表現で話す」に加え，独自に入れた「こちらが意図した内容に対し，異なった回答をする」，「話し方が一本調子のように感じる」の項目で因子負荷が高かった。CCCの＜E.ステレオタイプな会話＞にあたる「会話をしている時に突然，話の話題が変わることがある」が3歳児，4歳児では因子負荷が.76, .84と高かったが，年長児では.66と低くなっていた。第Ⅰ因子は，因子負荷の高さから「意図理解・一方的な発話・抑揚」と命名した。第Ⅰ因子は，3歳児，4歳児と同様に同意なしの話題変更，社会的不適切な言動や先行会話への相手の発話の関連付けの失敗，話し手の意図理解の困難さ，聞き手の注意を得ないという会話の成立における条件となるものを示している。また，抑揚の乏しさ，特異な表現，過剰な質問による開始が3, 4歳児とは異なり第Ⅰ因子に含まれた。第Ⅰ因子は，言葉を主体とするコミュニケーションの中での使用言語の増加からそれに伴う独自の特異な言語表現，一方的な会話，会話と相手の発話との関連付け，他者の意図理解などの困難さを示す因子である。

第Ⅱ因子は，M-CHATを参考にし，改変した「見たて遊びやごっこ遊びをする」，独自に含めた「計画を立てて自分で何かを作る，あるいは行動することができる」のプランニングに関するもの，「自分の感情・気持ちを伝

える」で因子負荷が高かった。また，「会話をする際，話し手と聞き手の役割交替ができる」，M-CHATを参考にした「微笑みかけると同じように笑顔で返す」が含まれた因子であった。そこで，第Ⅱ因子は「感情伝達・象徴遊び・プランニング」と命名した。第Ⅱ因子は，適切な発話交替における会話の成立や自分の気持ちを他者へ伝達する行為，象徴遊び，プランニング能力といった，自己の心的状態の理解と伝達や表象，プランニングの発達を示す認知的因子が集まっている。

第Ⅳ因子は，M-CHATを参考にした「子どもが会話を始めるとき，こちらの注意を引く」で因子負荷が高く，またCCCの＜G.会話的信頼＞にあたる「会話をするときに身振りを使うことがある」が含まれていた。そこで，第Ⅳ因子は「会話時の他者への注意」と命名した。第Ⅳ因子の会話の際の相手の注意を引く行為，身振りを使用しての会話は，非言語コミュニケーション行動であり，会話開始前に注意をひく行為，会話時に非言語的手がかりを利用し相手へ伝えるなどの会話における非言語的伝達行為を示す因子といえる。

3.2 異年齢間における項目の推移

発達の異なる年齢において，どの機能が連関しながら発達していくのかを明らかにするために，どの項目が年齢の変化により移動していくのかを因子分析の結果からみた。

3歳児の第Ⅰ因子「一方的な発話・同意なしの話題変更と維持（11項目）」と4歳児の第Ⅰ因子「同意なしの話題変更・一方的な発話と会話の関連付け（9項目）」に含まれる項目は2項目を除き，同じであった。この2項目は，「こちらが話したことに対し，過剰にそのままの言葉通りに受け取ることがある（Q35）」の字義通りの理解と「集団で会話をしている時，他の人が話しているところに割り込んで話し始めることがある（Q12）」という会話の割り込みの項目である。字義通りの理解の項目は，4歳児では，第Ⅳ因子「言葉

の丁寧さと字義通りの理解」に含まれ、言葉の丁寧さや過剰な質問行動というものと同じ因子であった。年長児になると第Ⅲ因子「発話の字義通りの理解・興味」に含まれ、こだわりや知っていることを繰り返し話すという項目と同じ因子になった。会話の割り込みの項目は、4歳児、年長児の因子には含まれなかった。

3歳児の第Ⅱ因子「適切な発話交替と指示・人称・比喩の理解・表象」は8項目である。この因子には比喩や冗談、会話の役割交替、簡単なゲームのルール理解、人物表象、見立てごっこ遊び、プランニングといったものが含まれていた。その中の4項目（見立て・ごっこ遊び、プランニング、指示代名詞・人称の使用、人物表象）が4歳児では第Ⅲ因子「指示・人称の使用と表象」に集まり1つの因子として独立した。見立て・ごっこ遊び（Q29）、プランニングに関する項目（Q34）の2項目は、年長児では第Ⅱ因子「感情伝達・象徴遊び・プランニング」に移動し、他の項目はなくなった。この見立て・ごっこ遊び（Q29）とプランニング（Q34）の項目は、3歳児から年長児まで常に一緒に移動し、同じ因子内に含まれていた。比喩と冗談に関する項目は、4歳児では第Ⅱ因子「比喩の理解・他者の注意と身振りの使用」に含まれ、3歳児ではなかった「会話を始めるとき、注意をひく（Q4）」「会話をするときに身振りを使う（Q16）」「幼児語を使う時期があった（Q14）」の項目が加わり、同じ因子となった。年長児には、比喩と冗談の項目は消え、「会話を始めるとき、注意をひく（Q4）」と「会話をする時に身振りを使う（Q16）」の2項目は第Ⅳ因子「会話時の他者への注意」と1つの因子に独立した。

3歳児の第Ⅲ因子「会話時の抑揚・共同注意」は7項目あり、「こちらが「あれ、見て！」と指さすとその方向を見る（Q21）」、「名前を呼ぶと返事をしたり、振り向いて反応する（Q19）」の2項目が4歳児で第Ⅴ因子として1つの因子になった。5歳児ではこの2項目はなくなった。また、3歳児では第Ⅲ因子であった、「子どもが会話を始めるとき、必ず質問から始まり、それを過剰に感じることがある（Q9）」は、4歳児の第Ⅳ因子「言葉の丁寧さ

と字義通りの理解」に移動し，誰に対しても丁寧でかしこまった言葉で話す，過剰に言葉通りに受け取る，図鑑や事典などに載っていることを話す，といった語用障がい項目が集まり同じ因子内に含まれた。さらに，年長児では，語用障がいの項目で集まる第Ⅰ因子に含まれた。「子どもと視線が合う（Q1）」は4歳児では，第Ⅵ因子「非言語的要素」に移動し，「微笑みかけると笑顔を返す（Q32）」とかたまり，1つの因子になった。年長児になると，視線の項目はなくなり，「微笑みかけると笑顔を返す（Q32）」は第Ⅱ因子「感情伝達・象徴遊び・プランニング」に移動し，見立て・ごっこ遊び，プランニング，感情伝達，会話時の役割交替，といった項目と同因子に含まれた。「話し方が一本調子に感じる（Q10）」は4歳児ではなくなったが，年長児で第Ⅰ因子に含まれていた。残りの自分で着替えるなどの身辺自立に関する項目（Q36），体操などの模倣（Q25）の2項目は4歳児，年長児ではなくなった。

　4歳児で3歳児にはなく，新たにみられた項目は，第Ⅱ因子「比喩の理解・他者の注意と身振りの使用」の中の会話時に注意を引く，会話時の身振りの使用，幼児語の3項目，第Ⅳ因子の「誰に対しても丁寧でかしこまった言葉で話す（Q17）」「図鑑や事典に載っていることを話す（Q23）」の2項目，第Ⅵ因子の「微笑みかけると笑顔を返す（Q32）」の1項目であった。年長児でみられた新たな項目は，第Ⅰ因子の「変わった言葉の使いまわしや独特な言語表現で話す（Q18）」，第Ⅱ因子の「自分の感情・気持ちを伝える（Q27）」であり，3，4歳児でみられていた項目に新たに年長児のみに加わっていた。

第4節　考　察

4.1　語用能力と他の行動・認知発達との連関性

　本研究では語用と行動発達が連関していることを反映する因子に分かれた。

3歳児では，3因子が結果として示された。第Ⅰ因子から，会話において相手に注意を向けることと保育場面で見られる「特定のものだけに関心やこだわり」「集団に入らない」といった興味の発達が関連していることが明らかになった。また，第Ⅱ因子には，「適切な発話交替」「比喩の理解」「冗談の理解」の項目と「見たて遊びやごっこ遊び」「人物の顔や体を描くことができる」「計画を立てて何かを作る，行動する」という項目が含まれており，発話交替や比喩・冗談の理解は「見立て・ごっこ遊び」「人物描画」「プランニング」などの表象の発達が関連していると考えられる。また，指示代名詞・人称の使用と人物画の項目が含まれていることから，人物表象の発達が人称を用いての会話やBishop（1998）のいう会話の結束性と関連していると示唆された。

第Ⅲ因子では，抑揚の乏しさや過剰な質問による開始といった語用の特徴を示す項目と視線や共同注意，模倣，名前を呼ばれると返事や振り向いて反応するといった，社会的反応が含まれていた。「心の理論」の発達の前駆体である視線，共同注意ができていても，単調な抑揚や過剰な質問行動というものは3歳児ではまだ見られると考えられる。また，共同注意は，4歳児では分化し，因子が独立することから，3歳児のこの時期においてのみ他の能力と混在するものと考えられる。

4歳児では，6因子が示されたが，第Ⅰ因子では，3歳児と同様に話題変更や発話と会話の関連付けの困難さ，意図理解や興味，集団に入らないなどの状況認知や社会性の発達と関連が考えられる。第Ⅱ因子からは，比喩や冗談の理解といった言語的なやりとりの中での抽象化された言語の理解や「心の理論」と会話時の身振りの使用や相手の注意を引くという非言語的伝達行為との関連が考えられた。第Ⅲ因子では，指示代名詞や人称，人物画といった人物表象の発達と見立て・ごっこ遊びやプランニングなど，頭の中でイメージや構成する能力との関連が示唆される。第Ⅳ因子は，言葉の丁寧さや字義通りの理解，過剰な質問による開始，図鑑や事典などの知識を話すという

ものであり，Bishop（1998）でいわれるステレオタイプ的な言語・行動特徴と興味や知的好奇心の発達との関連が示唆される。共同注意は，第Ⅴ因子として，第Ⅵ因子は会話時の視線や微笑みに関するものであり，3歳児では視線や共同注意は1つの因子に含まれていたが，4歳児になるとこれらの機能が分化してくるといえる。

年長児では4因子が示されたが，第Ⅰ因子は3歳，4歳児同様の語用の発達的特徴に加え，特異な表現，過剰な質問による開始，抑揚の乏しさに関する項目が含まれた。その一方で，3歳，4歳児とは異なり，「集団に入らない」や「興味」に関する項目が外れ，言語面に特化した語用面の未発達が独立してくることをこの因子は示していると考えられる。第Ⅱ因子は，適切な発話交替や感情の伝達，微笑みかけに笑顔で返すという他者への会話における相互交渉と見立て・ごっこ遊びの象徴遊び，プランニングなどの認知的側面との関連が示唆された。3歳児とは異なり，感情の伝達と微笑みを返すが適切な発話交替と同じ因子に含まれており，年長児になると自身の心的状態を理解し伝達したり，微笑みや笑顔といった非言語的手がかりを用いて会話することができるようになると考えられる。第Ⅲ因子は，字義通りの理解や興味に関するものと既知のことを繰り返し聞く，話すというものが含まれ，知的好奇心の発達，言葉の知識の増加とその意味理解との関連が示唆される。第Ⅳ因子は，会話開始時の注意と身振りの使用に関するものであり，会話を行う前提にある相手の注意を自分に向ける，会話時に言葉以外の方法を用いて他者へ伝達するなどの非言語的コミュニケーションの利用と他者への伝達意識の発達が考えられ，年長児になるとこうした手段を利用しながら会話を行うことができるようになると考えられる。

4.2 異年齢における因子間の項目推移からみえる連関性

年齢ごとに出した因子結果から，3歳児から年長児への因子間の項目移動により連関性を検討した。

3歳児の会話場面における「不適切な発話」「同意なしの話題変更」など語用能力の特徴を示す項目は，第Ⅰ因子に集まり，4歳児では2項目を除き項目が変わらず，連関し続いていくものと考えられる。また，年長児になると，3歳児の第Ⅲ因子から「話し方が一本調子に感じる (Q10)」，3歳児の第Ⅲ因子と4歳児の第Ⅳ因子から「会話を始めるとき必ず質問から始まり，過剰に感じる (Q9)」，さらに年長児のみに「変わった言葉の使いまわしや独特な表現で話す (Q18)」が新たな項目として加わりながら，語用の未熟さは定型発達の子どもにおいても継続していくものと考えられた。

　3歳児の第Ⅱ因子には比喩や冗談，会話の役割交替，簡単なゲームのルール理解，人物表象，見立てごっこ遊び，プランニングといったものが含まれ，さまざまな機能の関連が考えられたが，4歳児になると，比喩や冗談に関しては第Ⅱ因子に移動し，会話時の他者の注意をひく，身ぶりの使用，幼児語と同じ因子に含まれ，これらとの連関が考えられる。そして，年長児では，他者の注意，身ぶりの使用は第Ⅳ因子として独立することから，4歳児において抽象化された比喩の理解や「心の理論」が関係する冗談の理解ができることが，会話をする時に他者の注意を引いてからはじめる，また，会話時の身ぶりの使用といった非言語的要素を利用した会話へ繋がると考えられる。3歳児の同じ第Ⅱ因子内に含まれる指示代名詞・人称の使用，見立て・ごっこ遊び，プランニング，人物表象に関する4項目は4歳児において独立した因子となり，また，年長児には，指示代名詞・人称の使用と人物表象は消失するが，見立て・ごっこ遊びとプランニングは，年長児でも同じ因子内に含まれることから，相互に関連し合いながら発達し，3歳から年長児まで発達連関していくと考えられる。また，年長児の第Ⅱ因子の感情伝達，会話の役割交替，微笑みかけると笑顔を返すという項目と同じ因子となることから，見立て，ごっこ遊び，プランニングの発達が会話の役割交替や自分の気持ちを伝えることへ繋がると考えられる。

　3歳児，4歳児では，こだわりに関する項目 (Q37)，「すでに知っている

ことを繰り返し聞く，話す（Q33）」が第Ⅰ因子に含まれたが，年長児では，第Ⅲ因子へ移動し，過剰に言葉通りに受け取る，と同じ因子になっていた。こだわりは，定型発達児においても就学前の子どもにおいても幼児期の間は続くものであり，こだわりと過剰な言葉通りの受け取りとの連関が考えられ，過剰な言葉通りの受け取りは興味の広がりによるこだわりの軽減によって柔軟な言葉の受け止めができるようになるのではないかと考えられる。

　本研究の結果から，語用障がいとして取り上げられている語用面での特徴について，定型発達の子どもにおいて，保育場面での興味や集団に入れない等といった他の行動発達と連関が考えられた。興味や表象，見立て・ごっこ遊び，冗談を言い合うなどの保育場面での行動が会話での非言語的要素の使用や感情を伝えることと連関していることが明らかになった。定型発達の子どものこのようなプロセスを踏まえた上で，自閉症スペクトラムの子どもの語用障がいへの支援を考えていくことは有効であろう。

第4章 幼児の語用能力とそれに関わる認知・行動発達(2)
―質問紙第2版を基にした調査および事例研究―

第1節 幼児の語用能力と他機能との発達的連関性

1.1 目　　的

　前章において保育場面における定型発達の子どもの語用能力と興味や集団に入れない等といった他の行動発達との連関が示唆された。また，表象や見立て・ごっこ遊びといった行動が会話における非言語的要素の使用や感情を伝えることと連関していることが明らかとなり，語用能力は，様々な認知，行動発達との発達連関が考えられることから，さらに多面的に検討していくことが必要といえる。したがって，前章において作成した語用能力と認知・行動発達に関する質問38項目に語用障がいとの関連が指摘されている実行機能や模倣，推論などの新たな項目を加えた質問紙第2版を用いて，就学前の定型発達児の語用能力とそれに関わる認知・行動発達に関する調査を行い，幼児期における語用能力の発達と保育場面で見られる認知・行動発達について，異年齢間の機能連関性を因子分析的検討により明らかにすることを目的とした。

1.2 方　　法

1.2.1 研究協力者
　A市内の公立幼稚園14園に通う3歳～5歳のクラスに在籍している園児

424名（男児：212名，女児：212名）を対象とした。3歳児101名（男児：49名，女児：52名），4歳児140名（男児：73名，女児：67名），5歳児173名（男児：84名，女児：89名），6歳児10名（男児：6名，女児：4名）であった。平均年齢は，4.22歳，SD = .83である。

1.2.2 質問紙について

本研究では，前章で使用した質問紙に新たに観点を加えた質問紙第2版を使用している。質問項目の語用に関してはBishop（1998）が分類したA～Iの中から，主に会話に焦点を当てている＜C.不適当な開始＞，計画や物事の説明，指示代名詞，人称の適切な使用といった＜D.結束性＞，＜E.ステレオタイプな会話＞，＜F.会話的文脈の使用＞，＜G.会話的信頼＞，こだわりなどに関係する＜I.興味＞を参考にし，保育場面に合うように改変した15項目とRobins et al.（2001）のM-CHATから6項目，さらに保育場面にみられやすい行動・認知発達に関する項目として8項目，語用に関する項目として独自に考えた9項目で構成した38項目である。これに，新版K式発達検査2001の課題を参考に独自に考えた36項目を加え，修正したものを第2版とした。本研究で用いた第2版は，新たに独自に考えた，会話中のことばの理解や意味，物語などの系列的説明，模倣，表象，自己理解，遊び，推論や類推，保存，実行機能，ことばや物との関連付けなどについて問う項目，新版K式発達検査2001を参考に考えた色や形の認知，描画を含めた，全73項目から成る。回答は1－ない，2－まれにある，3－よくある，の3件法である。

1.2.3 実施方法

質問紙調査研究についてA市教育委員会へ依頼し，許可を得た後，A市内の公立幼稚園と幼保園に調査研究の協力をお願いする文書を送付し，協力の可否を同封のハガキにて返信を求めた。調査協力の承諾が得られた園にの

み，質問紙を郵送した。

　質問紙第2版を用いてA市内の幼稚園14園において，園児1人ひとりを対象とした質問紙調査をおこなった。クラス担任をしている幼稚園教諭に質問紙を配布し，在籍している園児について回答を得た。回答済みの質問紙は，同封の封筒による返送を依頼する形式をとった。

　また，協力を依頼した園の保護者に向けて，研究協力の理解を求める文書を作成し，幼稚園からの配布を依頼した。保護者には研究の概要の説明と併せて，研究への協力が難しい場合は，担任に申し出てもらうよう書面に記載しており，もし，保護者からの申し出があった場合は，その子どもについては回答しないよう担任に依頼した。

1.2.4　分析の資料

　分析の資料としたのは，事前に保護者宛てに作成した文書の配布後，申し出等がなかった（同意が得られた）子どもたちであり，幼稚園の各クラス担任が回答をした3歳～6歳までの424名（男児：212名，女児：212名）のうち，記入漏れなどがあったものを除いた393名分（男児：194名，女児：199名）である。平均年齢は，4.22歳，$SD = .84$，各年齢の平均は，3.0歳，$SD = .00$，4.0歳，$SD = .00$，年長児は5.06歳，$SD = .24$であった。

　回収方法は，協力幼稚園から質問紙の回答後，同封した封筒に入れての郵送であった。回収した質問紙は，記入漏れ等で回答がされていない項目があった質問紙は除外し，全項目に回答があった質問紙のみを分析対象とした。回収率は，93％であった。

1.2.5　分析方法

　分析に際しては，3歳児・4歳児・年長児（5・6歳児）の3群とした。

　作成した質問紙第2版の内在する語用能力や認知・行動発達に関与する項目をカテゴリー化し，因子を抽出するために，各年齢別に因子分析を行った。

分析法は，因子分析の主因子法，プロマックス回転を行った。なお因子分析の前に，各年齢の通過率を算出し，通過率を参考に，分析する質問項目が分析資料となる回答数の3倍となるよう，全員が通過している項目，未通過の項目などを削除し，項目の選択を行った後，因子分析を行った。因子分析の際，分析対象数が質問項目数の2～10倍が基本となるため，項目の選択を行っている。因子数は，スクリープロットを参考にし，因子間の傾きが大きい箇所で因子数を決定した。さらに，因子分析の過程で，共通性の低い項目，因子負荷量が.40未満と低い項目，因子負荷量が重複して高い項目の削除を繰り返し行い，最終的に因子を決定した。因子分析には，IBM SPSS Statistics version 21を使用した。

また，異年齢間の因子の連関性を検討するため，各年齢で示された因子ごとに3歳から年長へ向けて，どのような項目が移動し，また，新たな項目と連関を示すのか，あるいは同じ因子から他の因子へ分化していくのか，因子間の項目の移動から分析した。

1.3　結　果

1.3.1　3歳児の因子分析結果

3歳児（93名）は，因子分析を行う前に，通過率から50％前後を基準に，41項目を削除し，残りの32項目で因子分析を行った。固有値の減衰状況は，11.45, 3.08, 2.51, 1.94, 1.89, 1.42, 1.18, ……であり，また，因子のスクリープロットから5因子が妥当と考えられ，因子数を決定した後，主因子法，プロマックス回転を行った。回転後の因子寄与の値は，1因子では8.24, 2因子は8.26, 3因子では6.52, 4因子は6.35, 5因子は2.39であった。因子が決定するまでに，共通性の低い項目，因子負荷の低い項目等の削除を繰り返し行い，最終的に得られた結果を表4-1に示した。なお，回転前の5因子で32項目の全分散を説明する割合は65.14％であった。

第Ⅰ因子は，「実物がなくても，質問に思い浮かべて答えることができる」

第4章　幼児の語用能力とそれに関わる認知・行動発達(2)

表4-1　3歳児因子分析結果（n=93）

No.	項目内容	因子負荷量 I	II	III	IV	V
第I因子：「適切な発話交替・表象」6項目，$a=.89$						
Q45	子どもの前に実物がなくても，こちらからの質問にそれを思い浮かべて答えることができますか？	.92	-.21	.14	-.11	.13
Q30	会話をする際，話し手と聞き手の役割交替ができますか？	.89	-.10	-.11	.06	.09
Q28	指示代名詞が理解でき，それを使うことができますか？　例）こっち，これ，それ，あれなど	.77	.21	-.20	.07	-.07
Q57	「もし～なら…」という仮定の話が理解できますか？	.76	.14	.06	-.14	-.10
Q24	簡単なルールのゲームを理解し，楽しむことができますか？	.55	.09	.03	.27	-.04
Q46	子ども同士がケンカをした時，相手の気持ちを聞くと答えることができますか？	.43	.22	-.19	.05	.21
第II因子：「語の定義・視覚的系列と手指の協応」4項目，$a=.91$						
Q70	例えば，「雨の日にさすものは？」→"傘"というように"もの"と定義が一致しますか？	-.01	.98	-.03	-.05	-.10
Q71	問い（70）の反対で，"傘"はどんなもの？→「雨の日にさすもの」と説明ができますか？	.07	.84	.01	.10	-.08
Q67	「今から言ったとおりに言ってください。"本・バス"」と言うと"本・バス"と答えることができますか？　※本・バスは例であり，違う単語でも答えることが出来ればよい。	-.13	.80	.09	.04	.12
Q52	ビーズなどの小さいものを紐に通すことができますか？	.33	.65	-.04	-.07	-.17
第III因子：「系列的処理・保存」5項目，$a=.62$						
Q13	比喩が理解できますか？　例）「～みたい」「～のような」	.12	.13	-.78	.35	.18
	次のクイズに答えることができますか？					
Q72	【問①】青色のビー玉が7つ，赤色のビー玉が3つあります。青色と赤色のビー玉はどちらが多いですか？	.01	.08	.76	-.02	.08
Q40	迷路を行止まりにぶつかることなく，ゴールすることができますか？	-.35	.29	.69	.25	.09
Q26	絵本などの物語を話の流れに沿って，話す（説明する）ことができますか？	.24	-.23	.65	.31	-.05
Q47	自分で計画を立て，順序立てて何かを作る，あるいは行動することができますか？	.09	.20	.58	.12	.03
第IV因子：「日常的身体動作・ごっこ遊び」3項目，$a=.67$						
Q22	○（まる）を描いた時，線と線がつながっていますか？	.21	-.16	.12	.74	-.20
Q36	自分で服を着替える時，表裏や左右逆といったことなく着替えることができますか？	-.15	.08	.02	.67	.02
Q9	お母さんごっこ，ヒーローごっこといった自分が誰かになりきる遊びをしますか？	.00	.05	-.14	.55	.10
第V因子：「一方的な発話・話題の維持」3項目，$a=.57$						
Q11	子どもとの会話で，何かの言葉をきっかけに突然，関係ないことを話し始めることがありますか？	-.18	-.18	-.28	.17	.71
Q2	子どもとの会話をしている時に突然，話の話題が変わることがありますか？	.34	-.03	.19	-.21	.62
Q66	子どもから，ある1つの話題を話し始めた時，その話題が終わるまでやりとりが続きますか？	.27	.26	.20	-.05	.45

因子間相関	I	II	III	IV	V
I	-	.56	.36	.47	.14
II		-	.47	.52	.19
III			-	.45	.02
IV				-	.07
V					-

という表象や適切な発話交替，指示代名詞の使用，仮定の理解の項目で因子負荷が高く，決められたルールや頭の中でイメージしたものを言語化する能力が集まっている因子である。第Ⅰ因子は「適切な発話交替・表象」と命名した。

第Ⅱ因子は，語の定義や説明，短期記憶，視覚的系列と手指の協応動作の項目が集まった因子である。第Ⅱ因子は「語の定義・視覚的系列と手指の協応」と命名した。

第Ⅲ因子は，比喩や話の系列，Bishop（1998）の観点である，物語などを順序立てて話したり説明するといった「結束性」，色や数の保存，プランニングなどが含まれ，認知的要素が強い因子である。第Ⅲ因子は「系列的処理・保存」と命名した。

第Ⅳ因子は，円の描写，着替え，ごっこ遊びの因子であり，「日常的身体動作・ごっこ遊び」と命名した。

第Ⅴ因子は，同意なしの話題変更，不適切な発話，話題の維持といった因子であり，「一方的な発話・話題の維持」と命名した。

1.3.2　4歳児の因子分析結果

4歳児（131名）においても3歳児と同様に因子分析を行う前に，通過率を基準に項目の選択を行った。4歳児は，通過率においてほとんどの子どもが通過した項目を基準とし，34項目を削除し，残りの39項目で因子分析を行った。固有値の減衰状況は，13.79，3.48，2.05，2.02，1.54，1.26，……であり，因子スクリープロットから4因子が適当であると考えられ，因子数を決定した後，主因子法，プロマックス回転を行った。回転後の因子寄与の値は，1因子では11.79，2因子は9.34，3因子は8.52，4因子は2.81であった。因子が決定するまでに3歳児と同様に共通性や因子負荷の低い項目，重複する項目を削除する過程を繰り返し，最終的に得られた結果を表4-2に示した。なお，回転前の4因子で39項目の全分散を説明する割合は54.72%であった。

第Ⅰ因子は，適切な発話交替，仮定の理解，指示代名詞の使用，冗談の理解，語の定義・説明や興味，保存といった項目が含まれ，適切な発話交替や指示代名詞など言語的要素と表象，保存などの認知的要素が混在している因子である。したがって，第Ⅰ因子は「適切な発話交替・語の定義・表象」と命名した。

　第Ⅱ因子は，推測や実行機能，保存，人物表象などが含まれ，認知的要素が集まる因子である。したがって，「保存・実行機能」と命名した。

　第Ⅲ因子は，自己や他者の心的状態や意図の理解，ごっこ遊び，問いかけへの無反応，話題の維持が含まれ，自己と他者の感情，遊びや会話などの他者との相互交渉における自他認識の発達的因子といえる。したがって，「自他認識・話題の維持」と命名した。

　第Ⅳ因子は，同意なしの話題変更，聞き手の知識を考慮しない（前提），不適切な発話，興味が含まれている因子である。したがって，「同意なしの話題変更・興味」と命名した。

表4-2　4歳児因子分析結果（n=131）

No.	項目内容	I	II	III	IV
第Ⅰ因子：「適切な発話交替・語の定義・表象」11項目, $\alpha=.91$					
Q45	子どもの前に実物がなくても，こちらからの質問にそれを想い浮かべて答えることができますか？	.87	-.04	.07	-.06
Q30	会話をする際，話し手と聞き手の役割交替ができますか？	.84	-.07	.02	.13
Q57	「もし〜なら…」という仮定の話が理解できますか？	.84	-.05	-.07	.08
Q28	指示代名詞が理解でき，それを使うことができますか？　例）こっち，これ，それ，あれなど	.82	-.03	-.03	-.19
Q71	問い（70）の反対で，"傘"はどんなもの？→「雨の日にさすもの」と説明ができますか？	.78	.22	-.17	.04
Q70	例えば，「雨の日にさすものは？」→"傘"というように"もの"と定義が一致しますか？	.69	.19	-.16	.01
Q54	冗談を言い合ったり，理解することができますか？	.68	-.10	.07	-.01
Q24	簡単なルールのゲームを理解し，楽しむことができますか？	.63	.04	.28	-.10
Q7	他の子どもたちと一緒に行動できますか？例）みんなが集まっているのに1人だけ部屋の外にいたり，周りを気にせず違うことをしているなど	.58	-.10	-.18	.23
Q16	会話をするときに身振りを使うことがありますか？	.51	-.22	.09	-.13
Q72	次のクイズに答えることができますか？【問1】青色のビー玉が7つ，赤色のビー玉が3つあります。青色と赤色のビー玉はどちらが多いですか？	.44	.30	.06	-.07
第Ⅱ因子：「保存・実行機能」4項目, $\alpha=.84$					
Q40	迷路を行止まりにぶつかることなく，ゴールすることができますか？	-.26	.92	.02	-.05
Q73	次のクイズに答えることができますか？【問②】青色のビー玉と赤色のビー玉と黄色のビー玉があります。青のビー玉は赤のビー玉よりもたくさんあります。黄色のビー玉は青のビー玉と同じ数あります。では，赤のビー玉と黄色のビー玉はどちらがたくさんありますか？	.11	.84	-.13	.01
Q69	次のゲームをした時，間違えることなくゲームに正解することができますか？「船長が言いました。手を挙げなさい。」⇒手を挙げる，「船長が言いました。手を下ろしなさい」⇒手を下ろす，と正解。「手を下ろしなさい。」⇒不正解。【理由】→"船長が言いました"と言っていないため。	.04	.77	-.07	.10
Q27	人物の顔や体を描くことができますか？（※輪郭，目，眉，耳，口，首，手，足，髪の毛などが描かれていること）	.07	.55	.22	-.18
第Ⅲ因子：「自他認識・話題の維持」6項目, $\alpha=.81$					
Q21	自分の感情・気持ちを言葉にして伝えることができますか？	-.05	.04	.76	.03
Q9	お母さんごっこ，ヒーローごっこといった自分が誰かになりきる遊びをしますか？	-.09	-.16	.74	-.12
Q66	子どもから，ある1つの話題を話し始めた時，その話題が終わるまでやりとりが続きますか？	.04	.14	.69	.07
Q46	子ども同士がケンカをした時，相手の気持ちを聞くと答えることができますか？	.33	-.02	.48	.06
Q3	人が話しかけているのに対し，無反応なときがありますか？	-.12	-.01	.47	.23
Q6	会話を行う中で，こちらの質問の意図を理解して答えることができますか？	.28	.05	.45	.07

第Ⅳ因子：「同意なしの話題変更・興味」4項目, $a=.76$

Q2 子どもとの会話をしている時に突然，話の話題が変わることがありますか？	-.01	.06	.18	.76
Q43 子どもが会話をする時，自分が知る情報は相手も当然知っているという前提に話をすることがありますか？	-.07	.03	.00	.73
Q11 子どもとの会話で，何かの言葉をきっかけに突然，関係ないことを話し始めることがありますか？	.11	.02	-.05	.71
Q42 ある特定のものについて図鑑や事典に載っているような内容をよく知っていて，話すことがありますか？	-.02	-.18	-.03	.51

因子間相関	Ⅰ	Ⅱ	Ⅲ	Ⅳ
Ⅰ	-	.64	.58	.09
Ⅱ		-	.50	.17
Ⅲ			-	.25
Ⅳ				-

1.3.3 年長児の因子分析結果

　年長児（169名）においても，3歳，4歳児と同様に分析の前に通過率を基準に項目の選択を行い，年長児のほとんどが通過している項目を基準とし，27項目を削除し，残った46項目で因子分析を行った。固有値の減衰状況は，10.88，5.44，2.94，2.57，1.61，……であり，因子スクリープロットから4因子が適当と考えられ，因子数を決定した後，主因子法，プロマックス回転を行った。回転後の因子寄与の値は，1因子では6.90，2因子は7.55，3因子では7.44，4因子は5.79であった。3歳，4歳児と同様に共通性や因子負荷の低い項目，重複する項目を削除する過程を繰り返し，最終的に得られた結果を表4-3に示した。なお，回転前の4因子で46項目の全分散を説明する割合は47.47%であった。

　第Ⅰ因子は，不適切な発話，先行話題への逆行や同一話題の反復，一方的な会話，同意なしの話題変更などの会話における項目が集まり，因子負荷が高かった。また，特異な表現，字義通りの理解など語用障害の症状とされるものが第Ⅰ因子に含まれていた。したがって，第Ⅰ因子は，「一方的な発話・話題の維持」と命名した。

　第Ⅱ因子は，語の意味，数の逆唱，適切な発話交替，身振りの使用，視覚的系列と手指の協応の項目で因子負荷が高く，また，第Ⅱ因子には，会話に

表4-3　年長児因子分析結果（n=169）

No.	項目内容	因子負荷量 I	II	III	IV
第Ⅰ因子：「一方的な発話・話題の維持」12項目，a =.88					
Q48	他の人が話しているところに割り込んで話しますか？	.75	-.09	.03	-.22
Q11	子どもとの会話で，何かの言葉をきっかけに突然，関係ないことを話し始めることがありますか？	.70	.03	.08	.07
Q59	子どもと話をして，その話が終わる。少し経つと再度，すでに話し終えて知っていることを話す，または繰り返し聞くなど，前にした同じ話に戻ることがありますか？	.68	.16	.02	-.03
Q32	聞き手のことなど関係なく，独り言のように一方的に話していることがありますか？	.67	.06	-.04	.01
Q2	子どもとの会話をしている時に突然，話の話題が変わることがありますか？	.65	.04	.15	.04
Q51	子どもが会話を始めるとき，必ず質問から始まり，次々と質問を投げかけ続けることがありますか？	.65	-.04	-.15	.00
Q61	変わった言葉の使いまわしや，独特な言葉の表現で話しますか？	.64	.06	.09	-.07
Q43	子どもが会話をする時，自分が知る情報は相手も当然知っているという前提に話をすることがありますか？	.60	-.12	-.31	.11
Q8	突然，その状況に当てはまらない言葉を言う，または行動をとることがありますか？	.60	.16	.13	-.04
Q44	大抵の人が心の中で思っていても，声に出して言わないことをそのまま言葉にしてしまうことがありますか？	.57	.14	-.07	-.11
Q56	話をする時に子どもが必ず同じ言葉を何度も使うことがありますか？	.55	.05	-.01	-.08
Q35	こちらが話したことを，過剰にそのままの言葉通りに受け取ることがありますか？	.47	-.12	-.07	.14
第Ⅱ因子：「系列・結束性」9項目，a =.85					
Q41	会話に出てくる単語について，子どもが単語の内容を理解し，その意味を説明できますか？	-.06	.79	.05	-.03
Q53	"10"まで数えて，またそれを逆に数えていくことができますか？	.11	.78	-.03	-.02
Q30	会話をする際，話し手と聞き手の役割交替ができますか？	.14	.74	-.05	-.13
Q16	会話をするときに身振りを使うことができますか？	-.30	.61	-.30	.03
Q52	ビーズなどの小さいものを紐に通すことができますか？	.01	.60	-.02	.04
Q26	絵本などの物語を話の流れに沿って，話す（説明する）ことができますか？	-.01	.59	.10	.09
Q66	子どもから，ある1つの話題を話し始めた時，その話題が終わるまでやりとりが続きますか？	.20	.50	-.07	.21
Q68	先生との会話中，話が途切れ先生が言葉に詰まると，子どもが思いついた言葉をつなげて言いますか？※先生が話している内容と合致していること。	.02	.49	.11	.26
Q57	「もし〜なら…」という仮定の話が理解できますか？	.16	.45	.20	.01
第Ⅲ因子：「プランニング・実行機能」8項目，a =.66					
Q47	自分で計画を立て，順序立てて何かを作る，あるいは行動することができますか？	-.08	-.08	.91	-.08
Q50	日常場面で1日のスケジュールを把握して自分自身で行動することができますか？	.07	-.04	.83	-.05
Q64	モデルを見て，積み木やブロックでその"モノ"を作ることができますか？	.06	-.01	.64	-.01

Q39 先生が指示したことを指示通りに自分で最後までやり遂げることができますか？	.15	.05	**.54**	.19
Q40 迷路を行止まりにぶつかることなく，ゴールすることができますか？	-.04	-.18	**.52**	.22
Q42 ある特定のものについて図鑑や事典に載っているような内容をよく知っていて，話すことがありますか？次のクイズに答えることができますか？	.38	-.14	**-.52**	.17
Q73【問②】青色のビー玉と赤色のビー玉と黄色のビー玉があります。青のビー玉は赤のビー玉よりもたくさんあります。黄色のビー玉は青のビー玉と同じ数あります。では，赤のビー玉と黄色のビー玉はどちらがたくさんありますか？	-.21	.11	**.49**	.11
Q36 自分で服を着替える時，表裏や左右逆といったことなく着替えることができますか？	.12	.12	**.46**	-.06

第Ⅳ因子：「他者の注意喚起・感情理解と伝達」 7項目，α =.77

Q3 人が話しかけているのに対し，無反応なときがありますか？	.15	-.14	.06	**.65**
Q4 子どもが会話を始めるとき，会話相手の注意を引きますか？例）相手の名前を呼んだり，「ねぇ」と呼びかけるなど	-.14	.08	-.23	**.65**
Q46 子ども同士がケンカをした時，相手の気持ちを聞くと答えることができますか？	.15	.02	.08	**.63**
Q21 自分の感情・気持ちを言葉にして伝えることができますか？	-.10	.11	.08	**.59**
Q49 微笑みかけると同じように笑顔で返しますか？	-.08	.17	.04	**.49**
Q9 お母さんごっこ，ヒーローごっこといった自分が誰かになりきる遊びをしますか？	-.27	.04	.06	**.48**
Q10 子どもと会話をするとき，子どもの話し方が一本調子のように感じることがありますか？	.27	-.19	.04	**.41**

因子間相関	Ⅰ	Ⅱ	Ⅲ	Ⅳ
Ⅰ	-	.11	.19	.27
Ⅱ		-	.45	.35
Ⅲ			-	.26
Ⅳ				-

おける発話交替や結束性といった言語的側面と身振り，ビーズなどの小さいものを紐に通すといった非言語的要素と目と手の協応などが含まれた。ものを視覚的に系列し繋ぐことや，Bishop（1998）の観点である「結束性」の話を時系列に沿って繋ぎ話す，あるいは説明するといったことを示す因子といえる。したがって，第Ⅱ因子は「系列・結束性」と命名した。

　第Ⅲ因子は，プランニング，実行機能，模倣の項目で因子負荷が高く，第Ⅲ因子は，計画性やモデルの模倣，色と数の保存，興味，着替えなどが含まれた認知的要素が強い因子である。第Ⅲ因子は「プランニング・実行機能」と命名した。

　第Ⅳ因子は，問いかけへの無反応，注意喚起，心的状態の理解の項目で因

子負荷が高かった。第Ⅳ因子には，他者との会話やごっこ遊びにおける相互交渉での注意や心的状態の理解が含まれている因子である。第Ⅳ因子は，「他者の注意喚起・感情理解と伝達」と命名した。

1.3.4　異年齢間における項目の推移

　3歳児の第Ⅰ因子「適切な発話交替・表象」の「子どもの前に実物がなくても，こちらからの質問にそれを思い浮かべて答えることができる（Q45）」という表象化，適切な発話交替（Q30），指示代名詞の使用（Q28），仮定の理解（Q57）は，4歳児においても変わらず，同じ第Ⅰ因子「適切な発話交替・語の定義・表象」に含まれていた。また，4歳児では，3歳児の第Ⅰ因子に含まれる項目に加え，冗談や身振りの使用，語の定義の理解，という項目が新たに含まれた。3歳児，4歳児の第Ⅰ因子に集められていた項目は年長児の第Ⅰ因子ではなく，適切な発話交替，身振りの使用，仮定の理解などは，年長児の第Ⅱ因子「系列・結束性」に含まれていた。

　3歳児では，第Ⅱ因子に語の定義，単語の復唱，ビーズなどの小さいものを紐に通すという微細運動が集まったが，4歳児では語の定義は第Ⅰ因子に入り，微細運動は4歳児ではなくなり，年長児は第Ⅱ因子の「系列・結束性」に含まれた。

　「迷路を行き止まりにぶつからず，ゴールできる」「計画を立てて行動する」プランニングや実行機能に関しては，3歳児では，比喩の理解，数の保存と同じ因子に含まれ，4歳児では，数の保存，人の顔や体を描くことができる，人物表象と同じ因子であった。また，年長児では，モデルの模倣，数の保存，図鑑や事典の知識を話す，スケジュールや先生の指示通りに行動できるなどの項目と同じ因子に含まれていた。

　3歳児の第Ⅳ因子にある，着替えやごっこ遊びは，4歳児では第Ⅲ因子「自他認識・話題の維持」の自他の感情理解，1つの話題の維持，問いかけに対する無反応，質問の意図理解と同じ因子に入っており，年長児では，第

Ⅳ因子「他者の注意喚起・感情理解と伝達」に4歳児と同様の自他の感情理解に加え，会話開始時の注意喚起，微笑みかけに笑顔で返す，話し方が一本調子に感じるといった抑揚の乏しさと同じ因子に含まれていた。

また，3歳児の第Ⅴ因子「一方的な発話・話題の維持」にある同意なしの話題変更，1つの話題の維持は，4歳児では，第Ⅲ因子の「自他認識・話題の維持」にごっこ遊び，自他の感情・意図理解などと含まれ，同意なしの話題変更は，第Ⅳ因子「同意なしの話題変更・興味」に図鑑や事典の知識を話す，自分の情報と相手の知る情報が同じであることを前提に話すというものと同じ因子に含まれていた。年長児では，1つの話題維持は第Ⅱ因子の「系列・結束性」に含まれ，同意なしの話題変更は，第Ⅰ因子「一方的な発話・話題の維持」に集まっていた。

1.4 考　察

1.4.1　3歳児の因子分析結果から

3歳児は，第Ⅰ因子で頭に思い浮かべて，それを言語化していく表象や仮定の理解と適切な発話交替，指示代名詞の使用，といった実際に目には見えない会話のルールや表現に関する認知的要素とそれを言語化して表出していく能力の関連が考えられた。第Ⅱ因子は，語の定義や説明，短期記憶，視覚的系列と手指の協応動作といったものであり，言葉と意味の知識と短期記憶，視覚的系列と微細運動といった，知識，記憶，知覚と運動との関連が考えられる。第Ⅲ因子は，色や数の保存，プランニングなどが含まれ，認知的要素が強い因子であり，これらと比喩やBishop（1998）の結束性といった語用的側面との関連が示唆される。第Ⅳ因子では，着替えなどの日常生活における動作とごっこ遊びが因子に含まれていることから，身辺自立が可能になるとごっこ遊びといった他者との相互的な遊びが可能になってくるのではないかと考えられた。第Ⅴ因子では，不適切な発話や話題の変更といった語用の項目のみが集まり，独立したものであるといえる。

1.4.2 4歳児の因子分析結果から

4歳児では，第Ⅰ因子は適切な発話交替，仮定の理解，指示代名詞の使用，冗談の理解，語の定義といった言語的側面，冗談などの「心の理論」が関係するものと表象，色や数の保存といった認知要素との関連が考えられる。第Ⅱ因子では，推測や実行機能，保存，人物表象などが含まれ，認知的要素が集まり，これらは認知因子として独立しているといえる。第Ⅲ因子では，感情や意図の理解とごっこ遊びが同じ因子に含まれたことから，遊びなどの相互交渉を通して他者の意図，感情などの理解が発達していくのではないかと考えられた。また，これらと問いかけへの無反応や話題の維持といった語用的な要素との関連が示唆される。第Ⅳ因子では，同意なしの話題変更，前提，不適切な発話といった語用的な問題と図鑑などの知識を話すといった興味が因子に含まれており，興味からの知識が高まることと，不適切な発話や話題変更などの語用的側面が関連すると考えられる。

1.4.3 年長児の因子分析結果から

年長児は，第Ⅰ因子では，語用障がいの症状とされるものが第Ⅰ因子に含まれていたことから，年長児になると言語・語用面は独立してくると考えられた。第Ⅱ因子は，適切な発話交替や話題の維持，物語や話を時系列に沿って話す，Bishop (1998) の結束性といったものとワーキングメモリ，ビーズなどの小さいものを紐に通す，視覚的系列などとの関連が考えられる。第Ⅲ因子では，プランニング，模倣，実行機能と図鑑などの知識を話す，興味が因子に含まれていることから，実行機能やプランニングといった高次の認知的機能の発達と興味的知識といったものとの関連が考えられる。第Ⅳ因子では，問いかけへの無反応，抑揚の乏しさと感情理解，ごっこ遊び，会話開始時の他者への注意喚起が因子に含まれていることから，ごっこ遊びや感情理解といった他者との関係の発達と問いかけへの無反応，抑揚の乏しさといった語用的側面との関連が示唆された。

1.4.4 異年齢間における因子の連関性

適切な発話交替，指示代名詞の使用，仮定の理解，表象化は変わらず同じ因子に含まれていることから，3歳児から4歳児にかけて連関して発達していくと考えられる。また，4歳児になると，冗談や身振りの使用，語の定義の理解というものが新たに加わり，連関し発達していくと考えられる。一方，年長児では，3，4歳で連関が示される適切な発話交替，身振りの使用，仮定の理解などが，第Ⅱ因子「系列・結束性」に含まれ，新たに，数字の逆唱，ビーズなどの小さいものを紐に通すといった微細運動，絵本などの物語を話の流れに沿って話す，1つの話題の維持といったものとの連関が示唆される。

プランニングや実行機能は，3歳児から年長児まで数の保存が継続して同因子内に含まれており，連関を示していると考えられる。着替えやごっこ遊びについては，4歳児，年長児において自他の感情理解と同じ因子に含まれ，これらの発達との連関が考えられる。

語用障がいの症状にあてはまる「同意なしの話題変更」は，4歳児では興味との連関が考えられ，年長児では，第Ⅰ因子の「一方的な発話・話題の維持」に集まり，これらは年長になると独立し，保育場面に見られる他の行動発達との連関性がみられなくなると考えられた。

第2節 語用面に困難さを示す事例の語用能力の発達

2.1 目　的

問いかけへの無反応や字義通りの理解，一方的な発話といった，語用面に困難さが見られる1事例を対象に，第2節で使用した質問紙への保育者による記入によって得られた追跡的資料から，語用能力とそれに関わる他の認知・行動発達を質的に検討し，語用面での困難さのある事例の保育場面における発達的変化を検討した結果を報告する。

2.2 方　　法

2.2.1 研究協力者

事例A：公立幼稚園に通う，年長クラスの男児1名（生活年齢：6歳2か月）である。生後の発達は特に異常なく，初語は1歳6か月，独歩が1歳2か月である。

家族構成は，父，母，事例，弟（3歳）である。幼稚園には3歳から入園しており，朝はボーっとしている様子が多くみられ，入園当初から事例Aは集団に入れないことが多く，また集団場面では後ろで1人寝転がっている，あるいは1人で何かをしている様子が多々みられていた。養育者からも他児との交流が少なくコミュニケーションがとれているかどうか，ということを入園当時から心配していた。遊び場面では1人遊びが多いことや，他者から話しかけられると応対はするものの，事例Aから行動を起こすことがないことが気になっていると担任から話された。また，ことばの様子に関しては自分の興味あること（例えば，なめこのゲームに関する話など）はよく話すが，他のことについては発話がほとんどみられないことや時々，独り言のように話していることがある，と担任との話の中で報告された。担任が気になる事例Aの語用的側面は，問いかけへの無反応さ，自分の興味があることの一方的な発話，字義通りの理解，集団場面で子どもたち全員に対し質問する時に，担任が質問を言い終わらないうちに発言する，といったことである。

事例Aは，年少の頃より保護者の意向もあり，園内で教育相談などが行われ個別指導計画が作成されている。また，年長になってからは市内の発達支援センターへ療育に通い始め，個別支援を受けている。

事例Aの発達状況については，発達検査を受けた日から期間があいておらず，負担になることと検査内容を記憶している可能性もあると考えたため，保護者と園の了解を得て情報を提供してもらった。新版K式発達検査2001の結果は，以下のとおりである。

事例A：生活年齢，5歳11か月時。
【姿勢・運動】：84，【認知・適応】：352，DA：5歳5か月，DQ：92，【言語・社会】：192，DA：4歳7か月，DQ：77，【全領域】：628，DA：5歳1か月，DQ：86であった。

本事例は自閉症スペクトラムが疑われる事例であり，コミュニケーション場面で語用的な課題が窺えたことにより，本研究の事例として検討することとした。

2.2.2 観察期間

観察期間は，20XX年Y月～20XX+1年Y+6か月の末までである。観察時間は，登園時の9時から降園時の14時までとした。

2.2.3 質問紙の構成と手続き

本研究では，事例Aが生活の半日以上を過ごす園において，客観的に捉えるために前節と同様の質問紙第2版を使用した。質問紙の回答は，事例Aを担任している先生にその時期の事例Aについて回答してもらった。また，質問紙は月に1回，月末に記入してもらった。

2.2.4 分析資料

事例Aの担任に記入してもらった計7回の質問紙結果（生活年齢：6歳2か月～6歳8か月まで）を分析資料とした。

2.2.5 分析方法

前節で得られた年長児の4因子に含まれる項目について，事例Aの第Ⅰ～第Ⅳ因子の得点の推移と項目通過の推移を時系列において分析した。

2.2.6 倫理的配慮について

　研究に先立ち，園長と保護者へ研究の概要，研究で得られた情報や個人情報の保護，また学会等の研究発表についてなどに関する文書を作成し，依頼して同意を得た。また，質問紙の回答を依頼した担任教諭には，事前に園長から話を通してもらい，質問紙への回答方法を説明し，もし，負担に感じた時等はすぐにこちらへ伝えてもらうように話し，同意を得た。さらに，保育者が事例Aに対し回答した内容，疑問点などを確認し対応するために，月に1回，事例Aのクラスに入り，様子を見ることについて了承を得た。

2.3　結　果

2.3.1　事例Aの因子ごとの得点推移

　事例Aの因子ごとにおける得点を表4-4に示した。

　第Ⅰ因子「一方的な発話・話題の維持」は，6歳2か月から6歳8か月にかけて得点が上がっており，6歳5か月において特に得点が上昇している。第Ⅱ因子「系列・結束性」は，6歳2か月から6歳7か月まで得点が上がっているが，6歳8か月では下がっていた。第Ⅲ因子「プランニング・実行機能」は，事例Aの得点は少しずつ上がっているが，この因子の満点と事例の得点を比較すると他の因子よりも低いといえる。第Ⅳ因子「他者の注意喚起・感情理解と伝達」は，6歳5か月で得点が伸びており，その後は変化がみられない。

表4-4　事例Aの因子における得点の推移

因子／CA	6：2	6：3	6：4	6：5	6：6	6：7	6：8
第Ⅰ因子（36）	21.0	21.0	22.0	26.0	26.0	26.0	27.0
第Ⅱ因子（27）	18.0	19.0	20.0	26.0	26.0	26.0	23.0
第Ⅲ因子（24）	16.0	16.0	16.0	17.0	17.0	17.0	19.0
第Ⅳ因子（21）	12.0	15.0	15.0	20.0	20.0	20.0	20.0

注）（　）内の数値は満点

2.3.2 各因子における事例Aの発達

研究1で得られた年長児の因子ごとにおける事例Aの項目の通過推移を表4-5に示した。

第Ⅰ因子「一方的な発話・話題の維持」において，事例Aは6歳2か月の時点では，不適切な発話，同意なしの話題の変更，一方的な会話，過剰な字義通りの理解という語用的課題がみられていた。しかし，6歳4か月に，「心の中で思っていても，声に出さないことを言う」といったことが見られることが少なくなっている。さらに，6歳5か月から不適切な発話，同意なしの話題変更，過剰な字義通りの解釈が減少している。しかし，これらは6歳8か月の時点でもみられ，持続している。

第Ⅱ因子「系列・結束性」では，数の逆唱，適切な発話交替は6歳2か月からすでにできており，確立している。6歳5か月から，語の意味・説明，身振りの使用，話やビーズなどの系列的に繋げて話すこと，仮定の話の理解といったことができてきている。しかし，6歳8か月の時点で，身振り，時系列での話を説明することや，話題の維持は不安定である。

第Ⅲ因子「プランニング・実行機能」は，6歳3か月に模倣，図鑑などのことを話すといった興味ができてきている。また，6歳5か月ではプランニングができ，6歳8か月には，1日のスケジュールを把握して行動できる，また，着替えなどの日常的な身辺の行動ができている。

第Ⅳ因子「他者の注意喚起・感情理解と伝達」は，6歳5か月時に問いかけへの無反応，抑揚の乏しさがみられなくなっている。また同時期に，他者の感情理解，自己の感情の伝達，ごっこ遊びができるようになっていた。

表4-5 事例Aにおける質問紙上の項目通過の推移

第Ⅰ因子「一方的な発話・話題の維持」における事例Aの推移

※●:「よくある」, △:「まれにある」, -:「ない」を示す

Q	質問項目	6歳2か月	6歳3か月	6歳4か月	6歳5か月	6歳6か月	6歳7か月	6歳8か月
48)	他の人が話しているところに割り込んで話し始めることがありますか?	△	△	△	●	●	●	△
11)	子どもとの会話で,何かの言葉をきっかけに突然,関係ないことを話し始めることがありますか?	●	●	●	△	△	△	△
59)	子どもと話をして,その話が終わる。少し経つと再度,すでに話し終えて知っていることを話す,または繰り返し聞くなど,前にした同じ話に戻ることがありますか?	-	-	-	-	-	-	-
32)	聞き手のことなど関係なく,独り言のように一方的に話していることがありますか?	●	●	●	△	△	△	△
2)	子どもとの会話をしている時に突然,話の話題が変わることがありますか?	●	●	●	-	-	-	-
51)	子どもが会話を始めるとき,必ず質問から始まり,次々と質問を投げかけ続けることがありますか?	-	-	-	-	-	-	-
61)	変わった言葉の使いまわしや,独特な言葉の表現で話しますか?	△	△	△	△	△	△	△
43)	子どもが会話をする時,自分が知る情報は相手も当然知っているという前提に話をすることがありますか?							
8)	突然,その状況に当てはまらない言葉を言う,または行動をとることがありますか?	△	△	△	△	△	△	△
44)	大抵の人が心の中で思っていても,声に出して言わないことをそのまま言葉にしてしまうことがありますか?	●	●	△	△	△	△	△
56)	話をする時に子どもが必ず同じ言葉を何度も使うことがありますか?	△	△	△	△	△	△	△
35)	こちらが話したことを,過剰にそのままの言葉通りに受け取ることがありますか?	●	●	●	△	△	△	△

第Ⅱ因子「系列・結束性」における事例Aの推移

※●:「よくある」, △:「まれにある」, −:「ない」を示す

Q	質問項目	6歳2か月	6歳3か月	6歳4か月	6歳5か月	6歳6か月	6歳7か月	6歳8か月
41)	会話に出てくる単語について,子どもが単語の内容を理解し,その意味を説明できますか?	△	△	△	●	●	●	●
53)	"10"まで数えて,またそれを逆に数えていくことができますか?	●	●	●	●	●	●	●
30)	会話をする際,話し手と聞き手の役割交替ができますか?	●	●	●	●	●	●	●
16)	会話をするときに身振りを使うことがありますか?	△	△	△	△	△	△	△
52)	ビーズなどの小さいものを紐に通すことができますか?	△	△	△	●	●	●	●
26)	絵本などの物語を話の流れに沿って,話す(説明する)ことができますか?	△	△	△	●	●	●	●
66)	子どもから,ある1つの話題を話し始めた時,その話題が終わるまでやりとりが続きますか?	△	△	△	●	●	●	●
68)	先生との会話中,話が途切れ先生が言葉に詰まると,子どもが思いついた言葉をつなげて言いますか?※先生が話している内容と合致していること。	—	—	△	△	△	△	△
57)	「もし〜なら…」という仮定の話が理解できますか?	△	△	△	●	●	●	●

第Ⅲ因子「プランニング・実行機能」における事例Aの推移

※●:「よくある」, △:「まれにある」, −:「ない」を示す

Q	質問項目	6歳2か月	6歳3か月	6歳4か月	6歳5か月	6歳6か月	6歳7か月	6歳8か月
47)	自分で計画を立て,順序立てて何かを作る,あるいは行動することができますか?	△	△	△	●	●	●	●
50)	日常場面で1日のスケジュールを把握して自分自身で行動することができますか?	△	△	△	△	△	△	●
64)	モデルを見て,積み木やブロックでその"モノ"を作ることができますか?	●	●	●	●	●	●	●
39)	先生が指示したことを指示通りに自分で最後までやり遂げることができますか?	△	△	△	△	△	△	△
40)	迷路を行止まりにぶつかることなく,ゴールすることができますか?	●	●	●	●	●	●	●
42)	ある特定のものについて図鑑や事典に載っているような内容をよく知っていて,話すことがありますか?	△	●	△	●	●	●	●

Q	質問項目	6歳2か月	6歳3か月	6歳4か月	6歳5か月	6歳6か月	6歳7か月	6歳8か月
73)	次のクイズに答えることができますか？【問②】青色のビー玉と赤色のビー玉と黄色のビー玉があります。青のビー玉は赤のビー玉よりもたくさんあります。黄色のビー玉は青のビー玉と同じ数あります。では，赤のビー玉と黄色のビー玉はどちらがたくさんありますか？	—	—	—	—	—	—	—
36)	自分で服を着替える時，表裏や左右逆といったことなく着替えることができますか？	△	△	△	△	△	△	●

第Ⅳ因子「他者の注意喚起・感情理解と伝達」における事例Aの推移

※●：「よくある」，△：「まれにある」，−：「ない」を示す

Q	質問項目	6歳2か月	6歳3か月	6歳4か月	6歳5か月	6歳6か月	6歳7か月	6歳8か月
3)	人が話しかけているのに対し，無反応なときがありますか？	●	△	△	—	—	—	—
4)	子どもが会話を始めるとき，会話相手の注意を引きますか？ 例）相手の名前を呼んだり，「ねぇ」と呼びかけるなど	—	—	—	△	△	△	△
46)	子ども同士がケンカをした時，相手の気持ちを聞くと答えることができますか？	△	△	●	●	●	●	●
21)	自分の感情・気持ちを言葉にして伝えることができますか？	△	△	●	●	●	●	●
49)	微笑みかけると同じように笑顔で返しますか？	△	●	●	●	●	●	●
9)	お母さんごっこ，ヒーローごっこといった自分が誰かになりきる遊びをしますか？	●	△	△	●	●	●	●
10)	子どもと会話をするとき，子どもの話し方が一本調子のように感じることがありますか？	△	△	△	—	—	—	—

2.4 考　察

2.4.1 各因子の得点の変化による事例Aの発達

　事例Aの因子ごとの得点の結果から，第Ⅰ因子「一方的な発話・話題の維持」では時系列で得点が上昇しており，事例Aの語用的側面の発達が考えられる。

　第Ⅱ因子「系列・結束性」では，6歳8か月で得点が下がっていた。これ

は，事例 A において「系列・結束性」は不安定で確立したものでないと考えられる。反対に，第Ⅳ因子「他者の注意喚起・感情理解と伝達」は，6歳5か月から得点が一定しており，事例 A の中では安定しているものと考えられた。

　第Ⅲ因子「プランニング・実行機能」では，24点が満点であるが，事例 A は 6 歳 8 か月の時点で19点と他の因子の得点と比較すると低いといえ，「プランニング・実行機能」においては，事例 A は発達途上の段階であることが考えられる。

　第Ⅳ因子「他者の注意喚起・感情理解と伝達」では，6歳5か月の時点で21点満点中20点とほぼ満点に近くなっており，その後も得点に変化がみられないことから，事例 A は，6歳5か月時に会話開始の際の他者の注意喚起や自他の感情理解，伝達が発達し安定していると考えられる。

2.4.2　事例 A の因子間連関から見られる発達

　事例 A は，6歳5か月において，第Ⅰ因子「一方的な発話・話題の維持」における不適切な発話，同意なしの話題変更や一方的な会話，過剰な字義通りの受け取りといった語用の課題が減少する同時期に，第Ⅱ因子の「系列・結束性」の身振りの使用，物語を流れに沿って話す，話題の維持，ビーズなどの小さいものを紐に通すといったことができるように変化しており，これらの系列的にものを捉える，話すといった能力が発達していくことで事例 A に見られる同意なしの話題変更や過剰な字義通りの理解などの語用面も変わっていくと考えられる。また，同時期に第Ⅲ因子「プランニング・実行機能」の自分で計画を立てて実行するといったことが出来ていることから，幼児期におけるプランニングや実行機能が発達すると，語用能力もまた発達していくと考えられた。

　第Ⅳ因子「他者の注意喚起・感情理解と伝達」においては，問いかけへの無反応，抑揚の乏しさが，6歳5か月で消失した時期に，自己の感情理解・

伝達や他者の感情理解といったことができていることから，問いかけへの無反応や抑揚といった言語・語用的側面と他者への注意喚起，感情の理解・伝達との関連が考えられた。

第3節　全体的考察

　本研究では，保育場面において見られる語用能力とその他の行動発達との発達連関性を明らかにすること，また，語用面での困難さを示す事例においても連関性を検討し，幼児期の語用能力の発達にはどのような機能が連関し発達していくのかを明らかにすることを目的とし，質問紙調査を実施した。

　因子分析の結果から，語用能力と他の行動発達との因子ごとの連関性については，3歳児は，会話における発話交替や指示代名詞の使用に関して，表象能力との連関が考えられる。その一方で，第Ⅴ因子「一方的な発話・話題の維持」は，語用的な要素を含む因子であるが，表4-1の因子間相関からも他の因子との相関がみられず，独立しているものといえる。3歳児は語用的側面の比喩の理解，結束性では，プランニング，色と数の保存といった認知発達との連関が示唆される。また，3歳児の第Ⅳ因子「日常的身体動作・ごっこ遊び」は，因子間相関を見ると第Ⅰ因子，第Ⅱ因子，第Ⅲ因子と相関を示しており，ごっこ遊びや着替えといった行動発達は3歳児の語用，認知などの発達と連関していると考えられた。

　4歳児では，人物表象や実行機能，色や数の保存といった認知機能が独立しており，これらは，第Ⅰ因子「適切な発話交替・語の定義・表象」，第Ⅲ因子「自他認識・話題の維持」と因子間での相関を示しており，語用的側面の適切な発話交替，話題の維持との連関が考えられる。

　年長児は，第Ⅱ因子「系列・結束性」と第Ⅲ因子「プランニング・実行機能」の因子間に相関がみられ，Bishop（1998）がいう結束性とプランニングや実行機能との連関が考えられる。また，年長児は第Ⅰ因子に語用の項目が

集まったことで，年長児になると語用は独立してくることが示唆される。

　異年齢間による因子ごとの連関性において，3歳児から年長児にかけて，「適切な発話交替」「語の定義」「表象」といったものは3年間連関して発達していくものと考えられ，これらと，4歳児では冗談，身振り，保存，集団行動といったその他の認知・行動発達が連関していくことが示唆される。また，語用面に関しては，3歳児，4歳児，年長児と適切な発話交替や話題の維持という，語用能力は連続的に連関して発達していくと考えられた。さらに，一方的な発話や話題の維持，同意なしの話題の変更などは，3歳児，4歳児では1つの因子に集まっているが，年長児では，話題の維持は「系列・結束性」に含まれ，同意なしの話題変更，一方的な発話は，語用障がいの項目で集まっている第Ⅰ因子になり，語用面は年齢が上がるとともに他の機能と連関を示さないものと，連関を示すものとに分化していくと考えられた。

　事例Aに関しては，事例Aの語用面での困難さである，不適切な発話，同意なしの話題変更，一方的な会話，過剰な字義通りの理解といったものが減少する6歳5か月の同時期に「系列・結束性」に含まれているビーズなどの小さいものを紐に通すといった微細運動，「プランニング・実行機能」で変化がみられ，これらの発達と事例Aの語用面の困難さである同意なしの話題変更，一方的な発話などの連関が示唆された。

　また，保育場面における事例Aへの支援については，系列，プランニング，実行機能などと語用面との連関が示されたことから，ビーズなどを使った制作や絵本，ルールのあるゲームなどを保育場面の活動に取り入れることで，事例Aの語用的課題の軽減に繋がっていくのではないかと考えられた。

第5章　乳児期の語用能力発達における認知的基盤
―縦断的研究―

第1節　目　　的

　これまで本書では，語用発達の著しい時期である3～6歳に焦点をあて，語用能力とそれに関わる認知行動発達について明らかにしてきた。
　本章では，その結果からさらに遡って乳児期の発達との連関性，幼児期における語用能力の発達基盤について探ることを目的とする。

第2節　方　　法

2.1　研究協力者

【事例A】定型発達，男児。観察開始時，生後4か月であった。
　成育歴は，体重2750g，在胎36週で出産，早産であった。第2子である。妊娠中の異常はなし。定頸4か月，ハイハイ生後7か月，始歩1歳，初語生後9か月である。
　家族構成は，父，母，姉，事例の4人である。父親の職業は会社員，母親は専業主婦である。父親は仕事で帰りが遅いことが多いが，早く帰ると事例Aは真っ先に出迎えにくる。仕事が休みの日は子どもと遊んだり，家族で出掛けることもある。事例Aには姉がおり，平日は幼稚園に通っているため，姉が幼稚園へ行っている間は母親と事例Aの2人で過ごしている。

2.2 観察期間

20XX年Y月～20XX年Y+4か月であった。

2.3 観察場所および場面

事例Aの自宅へ月1回訪問し，約1時間～1時間半の観察を行った。日常生活場面に近くなるように，母親には普段生活しているように自然にしてもらい，事例Aの遊びや母親との関わり（母親から事例への言葉かけや行動）を中心に観察を行った。観察を行った部屋はリビングで，事例Aが1日の大半を過ごしているところである。リビングには姉と事例の玩具が少し置いてある。玩具は音が鳴るものが多く，ラッパや童謡の歌が流れる絵本，車などを好み遊んでいる。隣の部屋に玩具の置いてある部屋があり，ドアが開いているとそこへ自分で探索に行き，玩具を持ってくる。事例Aはキッチンが好きで，キッチンへ入り，引き出しなどを探索して何か持ってきたり，キッチンとリビングを行ったり来たりすることが多い。

観察場面は，日常により近くなるよう，筆者は事例に対して積極的には関わらず，事例Aが関わりを求めてきた場合にのみ対応した。

また，初回の観察時と11か月時は，同席者が母親以外に父親，姉，祖父，祖母と多かったが，それ以降は母親と事例A，たまに幼稚園から帰ってきた姉が同席することがあった。

2.4 事例Aの津守・稲毛式乳幼児精神発達診断法（1~12か月）結果

観察時に津守・稲毛式乳幼児精神発達診断法（1~12か月）（津守・稲毛，1995）を行った。観察開始時と次の観察までに協力者の事情により期間が開いたため，再度，養育者に了解を得て，記入してもらった。以下に津守・稲毛式乳幼児精神発達質問紙の結果を示す。

【事例A】観察開始時：生活年齢，0歳8か月26日

生活年齢／カテゴリー	運動	探索・操作	社会	食事	理解・言語	合計得点
0歳8か月26日	31.5	30	20	13	3.5	98

注）数値はカテゴリーごとの得点

2.5 分析方法

　養育者と事例の自然な関わりを月1回，約1時間〜1時間30分程度ビデオカメラで録画した。観察場所はリビングで，キッチンと繋がっており行き来することが可能である。リビングの奥には黒いソファが置いてあり，ソファの正面にTVやDVDなどの機器類が置いてある。機器類の前には構うことができないように壁が作られており，その前に玩具（ブロック，車，童謡の歌が流れる絵本，ラッパ，絵本，タオル素材のぬいぐるみなど）が箱に入れられていた。同席者は基本，母親のみであったが，生後11か月時は休日であったため，父，母，姉，祖父母が同席した。分析はVTRで再生し，事例の遊び，発声，養育者の事例への行動，言葉かけのトランスクリプトを作成した。それらの資料から，語用能力の認知的基盤となるものを検討した。

第3節 結　果

　各月齢でみられた事例の行動・ことばと養育者の行動・ことばをトランスクリプトから分類したものを表5-1に示した。

　生後8か月時では，養育者は静かに微笑みながら事例の行動を見守っており，事例がブロックを口に入れて養育者の顔を見て，視線を合わせることが見られていた。また，養育者の行動において，事例がイナイイナイバーのような行動や歩く前の段階であったため，養育者が腕を持って一緒に歩く行動が見られた。

表5-1 養育者との関わりにおいてみられた行動・ことばの分類

0:8	
事例の行動／ことば	養育者の行動／ことば
緑のブロックを口にくわえたまま，鏡を見て，後ろにいる母親を振り向いてみる。 ➡	笑顔で事例の目を見つめる。
ブロックを口に入れて母親を見る。 ➡	笑顔で事例を見る。
型はめなどが付いているボックス型の玩具からメロディが鳴る。横に向け母親の顔を見て笑う。 ➡	事例の口元を指で拭いながら笑顔で見つめる。
下に座って上を見上げると母親の顔が見え，「ア〜！」と言って笑う。 ➡	「わあ〜いた〜！」と事例の顔をみて笑う。
「エッ！エッ！」と嬉しそうに笑いながら両手を上にあげ，歩こうと足を一歩前に出す。 ➡	事例が足を出すのに合わせて，「よいしょ，よいしょ〜」と掛け声をかける。
「アエッ！アエッ！」と言い，笑いながら一歩二歩と母親の手を持って歩く。 ⬅	事例の動きに合わせて，手を持って歩かせる。
鏡に映る自分を見ながら，鏡を倒したり，裏返す。	
型はめが付いているボックス型の玩具を見て，玩具に手を置いて触る。 ➡	型はめが付いているボックス型の玩具の音楽が鳴るボタンを押す。
型はめが付いているボックス型の玩具のメロディが鳴っている間光っている部分をじっと見ている。 ⬅	
キッチンの入り口で一度後ろを振り返って見てから，キッチンへ入っていくが方向を変えて，入り口に止まったままでいる。	

注）➡ 事例からの関わり，⬅ 養育者からの関わり

　生後8か月の事例の行動は，型はめなどが付いたボックス型の玩具のボタンを押してメロディが鳴ると養育者に笑顔を向け，養育者も笑顔を返すことが見られていた。また，生後8〜9か月時に食事の時に養育者が声をかけると笑顔を向け，養育者も微笑み返すことが見られていた。さらに，DVDデッキに触り，ボタンを押そうとする動作や童謡が流れる絵本のボタンを押して音楽を流すなどの動作，ハイハイで動き回る際に，養育者がいるところに行く途中で，立ち止まり進行方向から反対に体を向き直すとまた顔を振り向

第5章　乳児期の語用能力発達における認知的基盤

0：9	
事例の行動／ことば	養育者の行動／ことば
座ったまま，マイクを口にもっていき，視線は母親に向ける。　➡	「マンマする？」と事例を見て言った後ご飯の用意をするために離れていく。
母親の顔を見て笑う。　⬅	事例の視線が向いているところに顔を寄せて事例と視線を合わせる。事例の顔を見て笑う
立ちあがって，歩行器についているハンドルを回し，母親の顔を見る。　➡	「フフーン，なに？」と笑顔で事例を見つめ，問いかける。
顔を母親に向け視線を合わせる。　➡	事例と視線を合わせて，事例の口にスプーンを差出し食べさせる。
玩具が入っている箱の横に片手を入れて「フッ！」と言いながら何かを手で探りながら，視線を母親に向ける。　➡	「何かあったー？○○？」と声をかける。
チュペを口から離し，笑顔で口を開ける。　⬅	「あーん。」とフーフーと息を吹きかけて冷ましながら言い，チュペを咥えたままの事例にお椀を見せ「あーんだよ。」ともう一度言う。
右手をパーにして手を伸ばして笑う。　⬅	「おいちい？おいち？」と事例を見て聞く。
口を開けてモグモグと口を動かす。　➡	「あーん。」と言って事例が口を開けるのを待ち，口に入れる。
口を大きくあけ，食べると笑顔になる。　⬅	「あーんして。おっきいお口開けて？あーん，あーん。」と言いながら，口を開けて，事例の口にスプーンをもっていく。
「ウーン」と言ってから，口を大きく開けて食べ，口を動かす。	「あーん。お口は？」と言い，スプーンを口元に持っていく。
「イッイッ」と言いながら，ハイハイして母親がいる場所に向かう。　➡	「こっちだよ〜。」と声をかける。
ソファをつたって移動してビデオカメラの前に立ち，じっと見る。	
ソファを触り，顔をソファに押しつけたまましゃがみ込み座り，母親の顔をじっと見る。　➡	事例を見て，「マンマ，こっち来ないと食べれないよ。」と事例に向かって言う。
ガラガラを手につかみ，音を鳴らす。　⬅	ガラガラと音が鳴る玩具をガラガラと鳴らして事例に「はい。」と渡す。

注）➡ 事例からの関わり，⬅ 養育者からの関わり

かせ，顔だけ動かし止まったままでいる様子が見られた。

　生後9か月では，養育者の話すことばに反応し，顔を向け視線を合わせることや食事の時に口に入れたものがなくなると視線を向け，アイコンタクト

10：0

事例の行動／ことば	養育者の行動／ことば
母親の顔を見る。	➡ 事例の顔をじっと見る。
体温計を両手で持ち，上にあげながら，母親の顔を見上げる。	➡ 事例と視線を合わせ，事例の手を触る。
母親の顔を見つめ，首を少し頷かせ，音楽に合わせて体を揺らし始める。体を揺らしながら，笑顔になる。	➡ 事例を見て，笑顔で一緒に体を揺らす。
母親を見て，ニコッと笑う。	➡ 「○○，にこにこー！アワアワアワ。」
タンバリンを手に持ち，母親の方を見て笑う。	➡ 「あらら。」と事例の様子を見て言い，「トントン！」とタンバリンをたたくように言う。
テレビの下のデッキに向かってハイハイしていく。止まって，母親を振り返って見てから，もう一度前に視線を戻す。	➡ 事例を見て「ダメ！ダメだよ！」と声をかける。
自分のミルクの哺乳瓶を手に持ち，飲むが，出ないのか口から離してじっと哺乳瓶見る。	
箱に手を伸ばし，両手で持ち上げてみる。箱の中に入っているガラガラを取り出し，箱の中をのぞいてから，じっと箱を見る。	

注）➡ 事例からの関わり，← 養育者からの関わり

をとる場面が見られた。また，養育者の問いかけに，何かを探す動作をして，養育者を見る行動が見られた。食事場面では，養育者が「あーん」と言うことばに合わせて口を開ける動作や，養育者が「こっちだよ～」と呼ぶことばに対し，養育者の方へ向かう行動が見られていた。さらに，興味があるものの近くに行きじっと見る，養育者が呼ぶ声かけに，じっと顔を見て静止する姿があった。

　養育者から事例へガラガラを振って渡すと同じように持って上下に振り，音を鳴らす行動が見られた。

　生後10か月時は，ただじっと見つめる行動が見られた。また，養育者のことばと表情の一致，養育者が言うものを示してみせる動作が見られた。養育者が事例の行動を制止する場面では，養育者の声に振り返ってはまた視線を

第5章 乳児期の語用能力発達における認知的基盤

11：0

事例の行動／ことば	養育者の行動／ことば
笑顔で「バイバーイ，バイバー！」と手のひらを相手に向けて一回振り，手を閉じて何回も左右に振る。	← 「Aちゃんバイバーイ」と手を振り言う。
軽い布のカバンを持って，「バイバーイ」と言う。	
袋を見て，中を覗き，手を入れて中の物を取りだそうとする。	← プレゼントの袋を開けて，「見て！何が入ってる？」と袋を揺らして見せる。
カバンについているポケットのファスナーを触りながら「コエー，エー」と言い，母親の顔を見る。	
母親の姿を探しキョロキョロ首を動かし，声が聞こえる方にハイハイして移動し，キッチンに入る。	
袋から靴下を取り出すと振り回して，祖父のカバンに興味を移し，カバンについている金具を指でつまみ，カバンを触る。	
箱を片手でパンパンと叩く。	← 箱をパンパンと叩いて見せる。

注）➡ 事例からの関わり，← 養育者からの関わり

前に戻すことや自分が使用している物（哺乳瓶や玩具が入っている箱など）をじっと見て止まる場面が見られた。遊びでは，玩具から流れる音楽に合わせ一緒に体を揺らす行動が見られていた。

　生後11か月時は母親の他に父親，祖父母や姉がおり，母親と接している時間があまり見られなかった。生後11か月時は，「バイバイ」のことばに対し，バイバイの動作を「バイバーイ」と発しながらする，また，「何が入ってる？」と物を見せながらの問いかけに対し，中を覗きこんで手を入れて取り出そうとする動作が見られた。また，興味のあるものを指で引っ張ったり，つまむ，持ち上げるなどの行動をする姿があった。遊んでいる途中で養育者の姿が見えなくなると，養育者の声が聞こえてくる方に探しに行くことが観察された。さらに，養育者が箱を太鼓のように叩くと，それを見て事例が真似る行動が見られた。

12:0	
事例の行動／ことば	養育者の行動／ことば
母親の顔を見る。 ➡	事例を見て「あむあむして」と言う。
笑って手をたたいてパチパチをする。 ⬅	「パチパチパチは？」と事例に言う。
笑顔で「エー」と発声した後，頭に手をあてる。 ➡	「おいしい？」と聞く。
手を伸ばし母親から両手で受け取り，じっと見る。 ⬅	「ちょっと持ってて」とウェットシートを1枚事例に持たせる。
持っているウェットシートで自分の頭を拭く。 ⬅	事例のお尻を拭く。

注）➡ 事例からの関わり，⬅ 養育者からの関わり

　生後12か月時は，養育者の声かけに対して顔を向けて視線を合わせる場面が見られた。

　養育者のことばによる要求に求められている動作をする，あるいは発声し，ジェスチャーで伝えることが観察された。また，オムツを替える時に，養育者がウェットシートでお尻を拭くと自分が持っていたウェットシートで自分の頭を拭く動作が見られていた。

第4節　考　察

　生後9か月前後における1事例を視線や情動の共有，共同動作，養育者のことばと動作との関連づけ，推論的動作（じっと考えているような姿とともに触る，動かすなどの動作を伴うもの），養育者の行動を見て自分も真似をするという動作模倣が注目された。

　視線や情動の共有，Bruner（1983/1988）の語用論の捉え方の1つである共同動作，これは他者と物などを共有する，あるいは共に行う動作とするものとした。そして，養育者のことばと動作との関連づけ，これは，ことばの理解と物の認識について見る。推論的動作は，乳児の思考を伴う動作として，マセティックな側面は語用の個人的（personal）な機能につながる（Halliday,

1978)という指摘から観点に取り入れた。最後に，動作模倣は，Mesibov et al.（1999）が自閉症スペクトラムに障がいが見られることを指摘しており，模倣は他者理解や「心の理論」との関連についても指摘されている点から動作模倣を観点に取り入れた。以上の6つの観点に着目した。

　その結果，生後8か月時から生後10か月時は視線を合わせてアイコンタクトをとる行動が多く見られていた。また，生後8か月時は，事例が物を口に入れたり操作している時に，事例から養育者に視線を向けており，生後9か月時は養育者のことばに反応して視線を向ける，また，口に入れたものがなくなったタイミングで視線を向けるなど，自分の要求を伝える，あるいは他者の意図の気づきを表しているのではないかと考えられた。

　生後9か月時から，養育者のことばと動作の関連づけがみられており，生後9か月時点では食事の時の「あーん」と言うことばと口を開ける動作との関連づけであったが，生後10か月時は養育者が示すものとの関連づけ，生後11か月時には「バイバイ」や養育者からの問いかけに対する動作がみられ，生後12か月時には養育者からの要求に応える行動を示しており，物の認識とことば，相手の要求，意図の理解が進んでいると考えられた。

　推論的動作に関しては，生後8か月では，物に対する動作によるもの，生後9か月以降からは物に対する動作とことばに対する動作の2つがあると考えられた。また推論的動作には，思考的な側面と他者の意図の読みとりなどが関連しているものと考えられる。

　動作模倣に関しては，本事例では，生後9か月時に養育者がガラガラを振って見せると真似て振るといった動作が観察され，生後11か月時にも箱を叩いて見せると同じように叩く，同様の動作模倣がみられていた。この点から，この時期の動作模倣が見られるか，どうかを検討することにより，語用能力との関連が明らかになるのではないかと考えられる。

第6章　幼児の推論言語の事例研究

第1節　目　　的

　第2章において，語用能力との関係で推論言語が語の定義や抽象化などに関連があることが示唆された研究より，推論言語と語用能力との連関性が考えられる。Nicol & Tompkins (2013) は，「推論を使用するための能力や文章以上のことを推論する能力は，リーディング理解の重要な構成要素である」とし，母親―子どもの本の読み聞かせの中で必要以上の原文に基づく発話と子どもの遅れた語彙，話の理解，推論形成能力の関連について研究を行っている。彼女たちは，子どもの語彙，話の理解，推論言語に有意な相関があること，また，推論形成と読み理解の間に関連があるとするならば，母親の推論言語の使用は6か月後に子どもたちがいかによく語彙，話の理解，推論言語を行うかを予測すると仮定し，子どもの年齢が3.4歳から5.7歳までの69組の母子を対象に1度目は読み聞かせを行い，この読み聞かせによってされた発話をHammett, van Kleeck, & Huberty (2003) から適合したコーディングシェマを使用してコード化している。このコーディングシェマはレベル1からレベル4まであり，レベル1と2は文字通りの発話とみなされ，レベル3と4は推論と考えられている。2度目には，6か月後に子どものアセスメントとして，ピーボディ絵画語い発達検査 (PPVT)，物語理解として実験者が子どもに対し絵本を読む間に10の質問を行い，その反応に基づきスコアリングしている。物語生成として，文字のない絵本を実験者に物語るように教示している。発話は後でトランスクリプションされている。結果，子どもの推論のための能力は子どものストーリー理解と関連が示され，また，語

彙とストーリー理解の関連が示されている。母親の推論言語の使用と子どものそれに続く推論言語の使用に関しては有意な相関はみられないが，子どもの語彙では，文字通りの母親の言語使用とは負の関連があり，母親の推論言語とは正の関連があることを示している。

　また，Dennis, Lazenby, & Lockyer (2001) は，高機能の自閉症スペクトラムの子どもにおける推論言語について，心的状態語における与えられたあるいは前提とした知識についての語用論的推論；心的状態語の新しいあるいは暗黙の知識についての語用論的推論；首尾一貫性にとって不可欠な推論を橋渡しすること；比喩的な言語の意味によってコミュニケーションを高めることに従事する精巧な推論；そして言語行為に従事する意図された推論といった，高機能自閉症（言語 IQ とそれぞれ＞70）と定型発達の子どもの使用と理解のための8つの能力を対比している。高機能自閉症の子どもたちは，単語を定義することや多義的な単語に対して多様な意味を識別できている。心的状態に対し理解している単語においては，高機能自閉症の子どもたちは与えられたあるいは前提とした知識を心的状態動詞から推論したが，高機能自閉症の子どもたちは文脈に含意された心的動詞が何かを推論することに失敗したことを指摘している。Dennis, Lazenby, & Lockyer (2001) は，社会的スクリプトについての推論，メタファーの理解，言語行為など，推論するすべてのことは意味を詳しく述べたり，意図を伝えるための成功した社会的コミュニケーションの基礎であると述べている。

　推論言語とは，単語や文脈などの自身がもっている知識や情報，あるいは新しい情報から言語化されたものとして解釈できる。また，イメージやこれまでの経験，知識が関係しあらわれると考えられる。これまでの知識や経験を関係づけることは類推に一致するところがある。

　子どもたちの類推の発達について，細野 (2006) は，「知識獲得段階にある幼児にとって，類推は新しい知識を得るための非常に有効なツールとして働く」と述べている。また，子どもの類推において，2つの状況で主客が入

れ替わった場合に焦点を当て，関係の意味を手がかりに構造の共通性の抽出が可能か否かを4歳から6歳児に対し実験的調査を行っている。結果，4歳児では知覚的類似性の有無にかかわらず構造の共通性を抽出できないが，加齢に伴い可能になり，6歳児になると抽出できると示している。細野（2011）は，主客が入れ替わる場合に共通性を見出すには行為の視点を変換する操作が必要になり，6歳頃までに視点を変換し行為の表象が可能になるだろうと述べている。主客の入れ替わりは語用においても関連が深い点であり，話し手と聞き手，あるいは行動の切り替えなどとも関係があると考えられる。これらの経験した知識，語彙，類推による共通性の抽出といったものは，推論言語に繋がるものと考えられる。

　推論と語りについて，山本（2007）が幼児の因果的推論と自己の経験の語りについて，3枚の絵カードを提示し，子どもがなぜ泣いたのかを問い，また，自分の泣いた経験について語ることを求めた結果，絵カードの子どもが泣いた理由を推論することは5歳では難しいが6歳になると可能になることを指摘している。

　第4章で独自に自閉症スペクトラムに見られる語用障がいの観点から作成した語用の項目と認知・行動発達の観点から作成した項目で構成した質問紙を使用し，幼稚園に通う年少児（3歳），年中児（4歳），年長児（5，6歳）を対象に保育者へ質問紙調査を行った。因子分析の結果，3歳児，4歳児では発話交替や指示代名詞などの語用的側面と表象，ルール理解，仮定の理解など認知・行動的側面と同じ因子に含まれたことで，相互に連関しながら発達していくことが考えられた。一方で，年長児は語用に関係する項目が1つの因子で固まり，因子間相関においても相関がみられず独立していくものと示唆された。さらに，1つの話題の持続において，4歳児ではごっこ遊び，感情理解，年長児では模倣，プランニング，実行機能，手指の微細運動と視覚的系列処理といったものが連関していくのではないかと考えられた。この点から，系列に沿って話したり，話を持続させて繋いでいくことは，ごっこ

遊びや感情理解のような他者と自己の自他認識や役割やルールの理解といった社会性の発達，そして，プランニングや実行機能，模倣，系列処理などが発達連関していくと考えられた。また，語用的な困難さが見られる事例（年長児）を同じ質問紙を使用し，追跡的に検討した結果から，会話時の注意喚起，感情理解・伝達，模倣，語の説明，推論などが見られてきた時期に，語用的課題が減少，あるいはみられなくなったことから，幼児期における連続的な発達連関が考えられる。さらに，中路（2010）において学童期の自閉症スペクトラムを対象にした事例研究から，「同じ話題の繰り返し」という語用的困難さがみられており，これは情報を全体にまとめて処理するという全体的統合（Frith, 2003/2009）との関連が考えられた。全体的統合の弱さが自閉症スペクトラムの語用能力に関連しているという指摘はされている（大井, 2006）が，しかし，語用能力と全体的統合の発達との関連を検討した研究はわが国では多くない。

　本章では，第4章で行った3歳児（年少児）から6歳児（年長児）を対象にした保育者による質問紙調査の結果から，4歳から5歳にかけて語用の因子として独立しており，5歳頃にこれまで表象や保存などの認知的側面と語用，行動面が絡み合い発達していたものがそれぞれ分化していく時期にあたるのではないかと考えられたことから，4歳から5歳に焦点をあてる。第4章で使用した質問紙（中路, 2015）を養育者に記入してもらい，定型発達児の語用と認知・行動発達を捉える，また，文字のない絵本を提示し，子どもが物語る発話から推論言語を捉え，物語の流れに沿って語る系列的処理，文字のない絵本の情報から得られた情報を統合していく，全体的統合の発達や語用能力との関連を考察することを本研究の目的とする。

第2節 方　　法

2.1　研究協力者

【事例1：生活年齢4歳11か月，男児。第2子】

　家族構成は，父，母，姉（小学3年），事例1である。妊娠期，出生後に特に異常はなく，4歳から私立の幼稚園に入園し，現在，年中クラスに在籍している。

【事例2：生活年齢5歳3か月，女児。第2子】

　家族構成は，父，母，兄（小学1年），妹（0歳），事例2，祖父，祖母と同居している。妊娠期，出生後に特に異常なく，3歳から公立幼稚園に入園し，現在は年中クラスに在籍している。

2.2　実施期間

　20XX年Y月～20XX年Y月末までとした。

　保護者への質問紙第2版（中路，2015）を回答してもらう期間は，研究開始1週間前から1か月間で週1回（計5回）とした。

2.3　使用した材料

　使用する絵本は，4歳～5歳を対象にしている絵本で，幼稚園や家になく，事例が読んだことのないものを事前に保護者から聞き，文字をなくすように加工し，かつ推論言語を表出しやすいものを使用する。

　使用した絵本は『ぽんたのじどうはんばいき』（加藤ますみ 作，水野二郎 絵，ひさかたチャイルド）という作品で4歳から5歳児までに読まれているものである。子どもたちの日常生活においてなじみのある自動販売機や動物が登場し，また，泣いている，困っている，喜びの表情などの感情的表現が表され

ている絵本であり，子どもから推論的言語が出やすいと考え，この絵本を選択した。本来は文字のある絵本であり，これを文字のない絵本に加工する必要があったため，文字のある箇所に紙をあて，カラーコピーし，白くなって不自然な箇所は原本に近くなるよう，色鉛筆とコンテを使用し色を塗り，文字のない絵本を作成した。

子どもが絵本を見て物語る様子を記録するために，ビデオカメラ，三脚を使用した。ビデオカメラは，子どもの体と絵本が写るように設置した。

また，語彙のアセスメントとしてPVT-R絵画語い発達検査（上野・名越・小貫，2008）を使用し，語用，認知・行動発達については，第4章で使用した質問紙第2版を使用する。

2.4 手続き

事前に，養育者から推論言語として出現していることばを聞き取り調査により，把握した。

実施手続きは，まず，事例に文字のない絵本を提示し，この絵本を読んで見るように伝え，全部読み終わった後，「この絵本をみて，○○ちゃん（くん）がお話を作ってお話してください」と教示する。子どもから表出された発話をビデオで記録する。開始前に，子どもがリラックスした状態になるように配慮し，絵本場面へ移行する。子どもが，絵本を見ても発話しない場合や嫌がる場合，「じゃあ，一緒に絵本を見てみよう」「○○ちゃん（くん）が自分でお話を作ってくれるかな？」と再度子どもを促し，子どもが自然に発話するまで待つ。

絵本を読み終えた後，また質問紙の回答等が終了した後に事例の語彙能力を確認するため，PVT-R絵画語い発達検査を行う。絵本場面，PVT-R絵画語い発達検査を実施する場所は，事例の自宅の1室で，なるべく周囲の音が入らないようにした。

1週間後に，同じ手続きでもう一度，子どもに文字のない絵本を提示し，

子どもが話を作り，物語るようにした。同じ絵本を使用することで，学習効果が出ることを考慮し，実施は2回までとした。

2.5 倫理的配慮

研究開始前に，研究協力者に対し，本研究の目的，方法，分析資料や個人情報などの守秘義務，資料の保管等について説明し，同意を得た。

2.6 推論言語の分類方法

読み聞かせにおける発話の分類として先行研究で使用された Hammett, van Kleeck, & Huberty（2003）のレベル1からレベル4までのコーディングシェマを参考とし，子どもの発話を分類する。

レベル1	ラベリング，話の中の対象物，気づき，キャラクターなど
レベル2	場面や対象物のキャラクターを類型化するような選択的分析や知覚の統合
レベル3	知覚の並べ替え，推論，想起。ストーリーや絵からの情報をまとめる，あるいは判断，比べること
レベル4	予測，決定的な単語を作るような知覚（認知）についての推論，ストーリーを超えた説明の提供

2.7 分析方法

分析方法は，子どもが物語る様子を記録したビデオを再生し，文字に起こし，子どもの発話を抽出する。子どもの発話から Hammett, van Kleeck, & Huberty（2003）を参考に，推論言語の分類を行う。

第3節 結　果

3.1 PVT-R絵画語い発達検査の結果

事例1は，生活年齢4歳11か月時の研究開始時と研究終了時の5歳0か月

表6-1 PVT-R 絵画語い発達検査の結果

事例	生活年齢	語い年齢（VA）	評価点（SS）
事例1	4歳11か月	6歳0か月	14
事例1（終了後）	5歳0か月	5歳9か月	12
事例2	5歳4か月	7歳0か月	15
事例2（終了後）	5歳4か月	6歳0か月	12

時に PVT-R を実施した。事例2は生活年齢5歳4か月の研究開始時と研究終了時に PVT-R を実施した。その結果を表6-1に示す。

事例1，事例2ともに生活年齢よりも高く，平均の上という結果であった。

3.2 質問紙の結果から

第4章で得られた因子分析結果の4歳児，5歳児における因子に事例1，事例2の結果を合わせ，示したものが表6-2，表6-3，表6-4である。

事例1は，第Ⅰ因子「適切な発話交替・語の定義・表象」において冗談の理解に関してのみ，4歳11か月の研究開始からできる時とできない時があり，5歳になっても変化は見られなかった。第Ⅱ因子「保存・実行機能」では数の保存，実行機能や即時的処理が関係するゲームがまだ難しいことがわかる。

第Ⅲ因子「自他認識・話題の維持」では，「人が話しかけているのに対し，無反応なときがある（Q3）」の項目で実施前の4歳11か月ではまれにみられていたが，その後みられなくなっていた。第Ⅳ因子「同意なしの話題変更・興味」では，自分の知識は相手も知っていること前提に話すといったことが4歳11か月の時点では，まれにみられており，特定なものへの興味的関心，知識を話すことが常にあるという結果であった。

また，事例1は研究途中に生活年齢が5歳となったため，年長児の因子における変化についてもみた。

第Ⅰ因子「適切な発話交替・語の定義・表象」では，「すでに話し終えていることを繰り返し話す（Q59）」，「大抵の人が心の中で思っていても声に出して言わないことをそのまま言葉にしてしまう（Q44）」，「自分が知る情報は

相手も知っていることを前提に話す（Q43）」の4項目がまれにあり，また「聞き手のことなど関係なく独り言のように一方的に話している（Q32）」ということがある。事例1は「過剰にそのままの言葉通りに受け取る（Q35）」ことがあり，字義通りの理解についてもある時とない時がみられている。第Ⅱ因子「系列・結束性」では，数の逆唱（Q53）ができないこと，微細運動や視覚的系列化（Q52）はできる時とできない時がある。しかし，単語の意味の理解や説明，絵本などの物語を流れに沿って話す，1つの話題が終わるまでやりとりが続くなどの系列的に話すことや単語と意味の関連づけといった点はできていた。第Ⅲ因子「プランニング・実行機能」では，表象と数の保存に関するクイズはまだ難しいこと，また，服の着替えで表裏や左右逆になることがたまにある。しかし，1日のスケジュールを把握し行動することや自分でプランを立て順序立てて何かを作ったり行動する，指示されたとおりに最後までやり遂げる，などができていた。第Ⅳ因子「他者の注意喚起・感情理解と伝達」については，7項目すべてができていた。

　事例2は，生活年齢の5歳に合わせ，年長児の因子による変化をみた。第Ⅰ因子「一方的な発話・話題の維持」では，5歳3か月時から「大抵の人が心の中で思っていても声に出して言わないことをそのまま言葉にしてしまう（Q44）」がまれにみられていたが，5歳4か月になると「まれにある」から「ある」，そしてまた「まれにある」へと変わり，移行している状態であった。また，5歳3か月ではみられていなかった「会話をしている時に突然，話題が変わる（Q2）」が，5歳4か月からまれにみられていた。5歳4か月時の3週目には「こちらが話したことを過剰にそのままの言葉通りに受け取る（Q35）」がまれにみられ，5歳4か月時の4週目には，「すでに話し終えて知っていることを繰り返し聞く（Q59）」がまれにあり，第Ⅰ因子の12項目中4項目で未熟さが残っている。

　第Ⅱ因子「系列・結束性」では，語の理解や意味の説明（Q41）ができたりできなかったりしている。会話中の身振りの使用（Q16）については，み

表6-2　事例1の質問紙推移（4歳児因子）

○：ある　△：まれにある　－：ない

第Ⅰ因子「適切な発話交替・語の定義・表象」	4歳11か月	4歳11か月(1週目)	4歳11か月(2週目)
Q45 子どもの前に実物がなくても，こちらからの質問にそれを思い浮かべて答えることができますか？	○	○	○
Q30 会話をする際，話し手と聞き手の役割交替ができますか？	○	○	○
Q57 「もし～なら…」という仮定の話が理解できますか？	○	○	○
Q28 指示代名詞が理解でき，それを使うことができますか？例）こっち，これ，それ，あれなど	○	○	○
Q71 問い（70）の反対で，"傘"はどんなもの？→「雨の日にさすもの」と説明ができますか？	○	○	○
Q70 例えば，「雨の日にさすものは？」→"傘"というように"もの"と定義が一致しますか？	○	○	○
Q54 冗談を言い合ったり，理解することができますか？	○	△	△
Q24 簡単なルールのゲームを理解し，楽しむことができますか？	○	○	○
Q7 他の子どもたちと一緒に行動できますか？　例）みんなが集まっているのに1人だけ部屋の外にいたり，周りを気にせず違うことをしているなど	○	○	○
Q16 会話をするときに身振りを使うことがありますか？	○	○	○
Q72 次のクイズに答えることができますか？【問1】青色のビー玉が7つ，赤色のビー玉が3つあります。青色と赤色のビー玉はどちらが多いですか？	○	○	○

第Ⅱ因子「保存・実行機能」	4歳11か月	4歳11か月(1週目)	4歳11か月(2週目)
Q40 迷路を行止まりにぶつかることなく，ゴールすることができますか？	○	○	○
Q73 次のクイズに答えることができますか？【問②】青色のビー玉と赤色のビー玉と黄色のビー玉があります。青のビー玉は赤のビー玉よりもたくさんあります。黄色のビー玉は青のビー玉と同じ数あります。では，赤のビー玉と黄色のビー玉はどちらがたくさんありますか？	－	－	－
Q69 次のゲームをした時，間違えることなくゲームに正解することができますか？「船長が言いました。手を挙げなさい。」→手を挙げる，「船長が言いました。手を下ろしなさい」→手を下ろす，と正解。「手を下ろしなさい。」→不正解。【理由】→"船長が言いました"と言っていないため。	－	－	－
Q27 人物の顔や体を描くことができますか？（※輪郭，目，眉，耳，口，首，手，足，髪の毛などが描かれていること）	○	○	○

第Ⅲ因子「自他認識・話題の維持」	4歳11か月	4歳11か月 （1週目）	4歳11か月 （2週目）
Q21 自分の感情・気持ちを言葉にして伝えることができますか？	○	○	○
Q9 お母さんごっこ，ヒーローごっこといった自分が誰かになりきる遊びをしますか？	○	○	○
Q66 子どもから，ある1つの話題を話し始めた時，その話題が終わるまでやりとりが続きますか？	○	○	○
Q46 子ども同士がケンカをした時，相手の気持ちを聞くと答えることができますか？	○	○	○
Q3 人が話しかけているのに対し，無反応なときがありますか？	△	−	−
Q66 会話を行う中で，こちらの質問の意図を理解して答えることができますか？	○	○	○

第Ⅳ因子「同意なしの話題変更・興味」	4歳11か月	4歳11か月 （1週目）	4歳11か月 （2週目）
Q2 子どもとの会話をしている時に突然，話の話題が変わることがありますか？	−	−	−
Q43 子どもが会話をする時，自分が知る情報は相手も当然知っているという前提に話をすることがありますか？	△	△	△
Q11 子どもとの会話で，何かの言葉をきっかけに突然，関係ないことを話し始めることがありますか？	−	−	−
Q42 ある特定のものについて図鑑や事典に載っているような内容をよく知っていて，話すことがありますか？	○	○	○

表6-3 事例1の質問紙推移（年長児の因子）

○：ある　△：まれにある　−：ない

第Ⅰ因子「一方的な発話・話題の維持」	5歳0か月 （3週目）	5歳0か月 （4週目）
Q48 他の人が話しているところに割り込んで話しますか？	−	−
Q11 子どもとの会話で，何かの言葉をきっかけに突然，関係ないことを話し始めることがありますか？	−	−
Q59 子どもと話をして，その話が終わる。少し経つと再度，すでに話し終えて知っていることを話す。または繰り返し聞くなど，前にした同じ話に戻ることがありますか？	△	△
Q32 聞き手のことなど関係なく，独り言のように一方的に話していることがありますか？	○	○
Q2 子どもとの会話をしている時に突然，話の話題が変わることがありますか？	−	−
Q51 子どもが会話を始めるとき，必ず質問から始まり，次々と質問を投げかけ続けることがありますか？	△	△
Q61 変わった言葉の使いまわしや，独特な言葉の表現で話しますか？	−	−
Q43 子どもが会話をする時，自分が知る情報は相手も当然知っているという前提に話をすることがありますか？	△	△
Q8 突然，その状況に当てはまらない言葉を言う，または行動をとることがありますか？	−	−
Q44 大抵の人が心の中で思っていても，声に出して言わないことをそのまま言葉にしてしまうことがありますか？	△	△
Q56 話をする時に子どもが必ず同じ言葉を何度も使うことがありますか？	−	−
Q35 こちらが話したことを，過剰にそのままの言葉通りに受け取ることがありますか？	−	−
第Ⅱ因子「系列・結束性」	5歳0か月 （3週目）	5歳0か月 （4週目）
Q41 会話に出てくる単語について，子どもが単語の内容を理解し，その意味を説明できますか？	○	○
Q53 "10"まで数えて，またそれを逆に数えていくことができますか？	−	−
Q30 会話をする際，話し手と聞き手の役割交替ができますか？	○	○
Q16 会話をするときに身振りを使うことがありますか？	○	○
Q52 ビーズなどの小さいものを紐に通すことができますか？	△	△
Q26 絵本などの物語を話の流れに沿って，話す（説明する）ことができますか？	○	○
Q66 子どもから，ある1つの話題を話し始めた時，その話題が終わるまでやりとりが続きますか？	○	○
Q68 会話中，話が途切れ言葉に詰まると，子どもが思いついた言葉をつなげて言いますか？ ※話している内容と合致していること。	○	○
Q57 「もし〜なら…」という仮定の話が理解できますか？	○	○

第Ⅲ因子「プランニング・実行機能」	5歳0か月 （3週目）	5歳0か月 （4週目）
Q47 自分で計画を立て，順序立てて何かを作る，あるいは行動することができますか？	○	○
Q50 日常場面で1日のスケジュールを把握して自分自身で行動することができますか？	○	○
Q64 モデルを見て，積み木やブロックでその"モノ"を作ることができますか？	○	○
Q39 指示したことを指示通りに自分で最後までやり遂げることができますか？	○	○
Q40 迷路を行止まりにぶつかることなく，ゴールすることができますか？	○	○
Q42 ある特定のものについて図鑑や事典に載っているような内容をよく知っていて，話すことがありますか？	○	○
Q73 次のクイズに答えることができますか？ 【問②】青色のビー玉と赤色のビー玉と黄色のビー玉があります。青のビー玉は赤色のビー玉よりもたくさんあります。黄色のビー玉は青のビー玉と同じ数あります。では，赤色のビー玉と黄色のビー玉はどちらがたくさんありますか？	−	−
Q36 自分で服を着替える時，表裏や左右逆といったことなく着替えることができますか？	△	△

第Ⅳ因子「他者の注意喚起・感情理解と伝達」	5歳0か月 （3週目）	5歳0か月 （4週目）
Q3 人が話しかけているのに対し，無反応なときがありますか？	−	−
Q4 子どもが会話を始めるとき，会話相手の注意を引きますか？ 例）相手の名前を呼んだり，「ねぇ」と呼びかけるなど	○	○
Q46 子ども同士がケンカをした時，相手の気持ちを聞くと答えることができますか？	○	○
Q21 自分の感情・気持ちを言葉にして伝えることができますか？	○	○
Q49 微笑みかけると同じように笑顔で返しますか？	○	○
Q9 お母さんごっこ，ヒーローごっこといった自分が誰かになりきる遊びをしますか？	○	○
Q10 子どもと会話をするとき，子どもの話し方が一本調子のように感じることがありますか？	−	−

表6-4 事例2の質問紙推移（年長児の因子）

○：ある　△：まれにある　−：ない

第Ⅰ因子「一方的な発話・話題の維持」	5歳3か月	5歳4か月 (1週目)	5歳4か月 (2週目)	5歳4か月 (3週目)	5歳4か月 (4週目)
Q48 他の人が話しているところに割り込んで話しますか？	−	−	−	−	−
Q11 子どもとの会話で，何かの言葉をきっかけに突然，関係ないことを話し始めることがありますか？	−	−	−	−	△
Q59 子どもと話をして，その話が終わる。少し経つと再度，すでに話し終えて知っていることを話す。または繰り返し聞くなど，前にした同じ話に戻ることがありますか？	−	−	−	−	−
Q32 聞き手のことなど関係なく，独り言のように一方的に話していることがありますか？	−	−	−	−	−
Q2 子どもとの会話をしている時に突然，話の話題が変わることがありますか？	−	△	△	△	△
Q51 子どもが会話を始めるとき，必ず質問から始まり，次々と質問を投げかけ続けることがありますか？	−	−	−	−	−
Q61 変わった言葉の使いまわしや，独特な言葉の表現で話しますか？	−	−	−	−	−
Q43 子どもが会話をする時，自分が知る情報は相手も当然知っているという前提に話をすることがありますか？	−	−	−	−	−
Q8 突然，その状況に当てはまらない言葉を言う，または行動をとることがありますか？	−	−	−	−	−
Q44 大抵の人が心の中で思っていても，声に出して言わないことをそのまま言葉にしてしまうことがありますか？	△	○	○	△	△
Q56 話をする時に子どもが必ず同じ言葉を何度も使うことがありますか？	−	−	−	−	−
Q35 こちらが話したことを，過剰にそのままの言葉通りに受け取ることがありますか？	−	−	−	△	△

第Ⅱ因子「系列・結束性」	5歳3か月	5歳4か月 (1週目)	5歳4か月 (2週目)	5歳4か月 (3週目)	5歳4か月 (4週目)
Q41 会話に出てくる単語について，子どもが単語の内容を理解し，その意味を説明できますか？	△	○	○	△	△
Q53 "10"まで数えて，またそれを逆に数えていくことができますか？	○	○	○	○	○
Q30 会話をする際，話し手と聞き手の役割交替ができますか？	○	○	○	○	○
Q16 会話をするときに身振りを使うことがありますか？	−	−	−	−	−
Q52 ビーズなどの小さいものを紐に通すことができますか？	○	○	○	○	○
Q26 絵本などの物語を話の流れに沿って，話す（説明する）ことができますか？	△	△	△	△	△

第6章 幼児の推論言語の事例研究

	5歳3か月	5歳4か月(1週目)	5歳4か月(2週目)	5歳4か月(3週目)	5歳4か月(4週目)
Q66 子どもから，ある1つの話題を話し始めた時，その話題が終わるまでやりとりが続きますか？	△	△	△	△	△
Q68 会話中，話が途切れ言葉に詰まると，子どもが思いついた言葉をつなげて言いますか？ ※話している内容と合致していること。	△	△	△	△	△
Q57 「もし〜なら…」という仮定の話が理解できますか？	○	○	○	○	○

第Ⅲ因子「プランニング・実行機能」	5歳3か月	5歳4か月(1週目)	5歳4か月(2週目)	5歳4か月(3週目)	5歳4か月(4週目)
Q47 自分で計画を立て，順序立てて何かを作る，あるいは行動することができますか？	△	△	△	△	△
Q50 日常場面で1日のスケジュールを把握して自分自身で行動することができますか？	△	△	△	△	△
Q64 モデルを見て，積み木やブロックでその"モノ"を作ることができますか？	○	○	○	○	○
Q39 指示したことを指示通りに自分で最後までやり遂げることができますか？	△	△	△	△	△
Q40 迷路を行止まりにぶつかることなく，ゴールすることができますか？	○	○	○	○	○
Q42 ある特定のものについて図鑑や事典に載っているような内容をよく知っていて，話すことがありますか？	△	△	△	△	△
Q73 次のクイズに答えることができますか？【問②】青色のビー玉と赤色のビー玉と黄色のビー玉があります。青のビー玉は赤のビー玉よりもたくさんあります。黄色のビー玉は青のビー玉と同じ数あります。では，赤のビー玉と黄色のビー玉はどちらがたくさんありますか？	−	−	−	−	−
Q36 自分で服を着替える時，表裏や左右逆といったことなく着替えることができますか？	○	○	○	○	○

第Ⅳ因子「他者の注意喚起・感情理解と伝達」	5歳3か月	5歳4か月(1週目)	5歳4か月(2週目)	5歳4か月(3週目)	5歳4か月(4週目)
Q3 人が話しかけているのに対し，無反応なときがありますか？	−	−	−	−	−
Q4 子どもが会話を始めるとき，会話相手の注意を引きますか？ 例）相手の名前を呼んだり，「ねぇ」と呼びかけるなど	○	○	○	○	○
Q46 子ども同士がケンカをした時，相手の気持ちを聞くと答えることができますか？	△	△	△	△	△
Q21 自分の感情・気持ちを言葉にして伝えることができますか？	○	○	○	○	○
Q49 微笑みかけると同じように笑顔で返しますか？	△	○	○	○	○
Q9 お母さんごっこ，ヒーローごっこといった自分が誰かになりきる遊びをしますか？	○	○	○	○	○
Q10 子どもと会話をするとき，子どもの話し方が一本調子のように感じることがありますか？	−	−	−	−	−

られていない。「絵本などの物語を話の流れに沿って，話す（Q26）」「1つの話題が終わるまでやりとりが続く（Q66）」「会話中，話が途切れ言葉に詰まると子どもが思いついた言葉をつなげて言う（Q68）」の項目はまれにできている。

第Ⅲ因子「プランニング・実行機能」では，「自分で計画を立て，順序立てて作る，行動する（Q47）」「1日のスケジュールを把握して行動する（Q50）」「指示通りに自分で最後までやり遂げる（Q39）」といったプランニングや見通しをもって行動するといったところがまれにできる，あるいはできたりできなかったりと変動しており，「プランニング・実行機能」因子の高度な認知的側面において未熟さがみられている。

第Ⅳ因子「他者の注意喚起・感情理解と伝達」では，5歳3か月時に「子ども同士がケンカをした時，相手の気持ちを聞くと答えることができる（Q46）」がまれにできるから5歳4か月以降はできるように変わったが，5歳4か月の4週目に「まれにある」へまた戻っている。「微笑みかけると同じように笑顔で返す（Q49）」においては5歳4か月に「まれにある」から「できる」に変わった。その他の会話開始時の注意喚起や自分の感情を言葉で伝える，ごっこ遊びもできており，また，「人が話しかけているのに無反応なときがある（Q3）」「話し方が一本調子のように感じる（Q10）」などはみられていなかった。第Ⅳ因子では，「子ども同士がケンカをした時，相手の気持ちを聞くと答えることができる（Q46）」が事例2において未熟さがある。

3.3　絵本場面において表出された推論的言語

文字のない絵本を読み，表出された事例1と2の発話をHammett, van Kleeck, Huberty（2003）を参考に，分類したものを表6-5に示した。

事例1はレベル3，4に分類される発話がみられていた。特に，絵から得られた情報を自分で解釈しストーリーを作って語る発話内容が多くみられて

いた。しかし，場面を見て何も語らないまま，その場面を飛ばしていくことが1回目ではあった。また，場面に登場する動物が実際の動物の名称と異なり，1回目の実施はタヌキがクマ，2回目の実施では，ライオンがトラ，タヌキがパンダやクマになって語られていた。

事例1は，1回目では何度も場面に登場する"じどうはんばいき"について一度も語られなかった。

事例1のレベル3に分類した発話において，サルが歯が痛くて泣きながらじどうはんばいきに葉っぱを入れる場面では，「からしいれたのかなーだれか」とサルが泣いているのはからしが辛くて泣いているといった解釈や，タヌキのぽんたが女の子のタヌキの願いに困った顔をして頭を抱えている場面では，「クマさんは泣いてしまってエーンエーン。」と描かれていたタヌキの表情が泣いていると解釈して物語られていた。さらに，絵本には描かれていない家や買い出し，回覧板といった日常生活に関係する単語が絵の場面から表出されていた。

事例1の2回目の実施では，1回目とは異なり，絵本に描かれているもののラベリングがみられ，絵本に登場する動物の名称を語った。物語が進むと場面から動物の発する言葉や動物の表情から語られていた。さらに，1回目の実施では語られなかった"じどうはんばいき"が"ポスト"として発話されていた。

事例2の発話はレベル1に分類された。事例2は1回，2回の両実施とも絵本に描かれているもののラベリングが発話されていた。絵本に出てくる動物の名称は正確であった。動物の表情やキャラクター以外のものや場面の状況については語られることはなかったが，2回目の実施において，最後に出てくるタヌキの性別に気づく発話がみられた。

表6-5 絵本場面における発話の分類

レベル	分類視点	事例1の発話（1回目）	事例1の発話（2回目）
レベル1	ラベリング，話の中の対象物，気づき，キャラクターなど	「クマさーん。」「ライオンくーん。」「あっ！みつばだー！」「クマさんはないてしまって，えーんえーん。」	「モグラちゃんとタヌキちゃんとトリとちょうちょとポストと葉っぱ食べてるよ。」「ペンキちゃん？トリちゃん2個いた〜。」「モグラちゃんとちょうちょとモグラちゃんとタヌキちゃんとトリちゃんとちょうちょとポストとポストとちょうちょとトリちゃん。」「タヌキちゃんとトラちゃんとモグラちゃんとトリちゃん2個いた。ポストとトラちゃんとはっぱちゃんとモグラちゃんといました。」「ライオン。ライオンとちょうちょとモグラちゃんとパンダちゃんとトリちゃんもいました。」「葉っぱだった。パンダちゃんがいてトラさんがきて葉っぱがあったよ。ポストがあった。」「今度はキツネさんがいました。」
レベル2	場面や対象物のキャラクターを類型化するような選択的分析や知覚の統合		
レベル3	知覚の並べ替え，推論，想起．ストーリーや絵からの情報をまとめる，あるいは判断，比べること	「クマさんはかいだしにいって，ライオンにあいました。」「からしいれたのかなぁーだれか。」「あっ！ここクマさんのおうちかなー？」「いっかいはいってみよー！」「コンコンコン！あっ！なんにも，だーれもいなーいね一。」「クマさんははやしに…。」	「そこにタヌキちゃんがうなづいていました。あるところにポストがあった，のぞこーっと！」「今度は，今度は，タヌキちゃんがきてこれ誰？くろいけどって言って，この人誰って。タヌキちゃんは葉っぱをいーれよって言って，そしてタヌキちゃんはやってきてしっぽが見えた。これいれてみました。」「今度はおサルさんがやってきてくろいけどくろいけど，えーんえーんって言っていました。ポストがあってこれいれてみよーって。」「これなんだこりゃ。これなんだーって，そしてキツネさんが逃げて行きました。」「あー今度はタヌキさんが今度はやってきて，おサルさんは葉っぱを食べていました。」「今度はパンダちゃんがやってきて，かいらんばんを入れました。」「これでモグラさんとクマさんがふたりあっていました。」「こうしてクマさんがーいました。今度は仲良くなっていました。トリさんがバタバタっていって。今度はバイバイって，みんなもたバイバーイって。」
レベル4	予測，決定的な単語を作るような知覚（認知）についての推論，ストーリーを超えた説明の提供	「クマさんはかくれておにごっこしています。クマさーん！びっくりさせてあげる。」	「かいらんばんを入れたら目が回ったーって言いました。」

事例2の発話（1回目）	事例2の発話（2回目）
「タヌキ！」 「タヌキとーちょうちょとーモグラ，トリとー，それだけ！」 「タヌキとトリとモグラとライオン！」「ライオン，ここおる。」と指さす。 「ライオンとモグラとタヌキのしっぽ！とトリ，ちょうちょ。」 「タヌキとライオンと冠。トーリ。」 「ライオン。ライオン，キツネ。」 「キツネがふたりで，タヌキのしっぽー。」 「タヌキとモグラとキツネのしっぽー。」 「キツネふたり，サル！」 「サルだけ。」 「サルとタヌキ。」 「サルとタヌキ。」 「タヌキ。」 「タヌキ。」 「タヌキとちょうちょとタヌキと。」 「これで最後？ここねばねばする。」 「トリとモグラとタヌキふたり，とちょうちょ。」 「トリとちょうちょとトリ，モグラ！」	「モグラとタヌキとちょうちょとトリと。」 「モグラと！あらら！」 「モグラとトリとライオンとタヌキ。」 「しっぽとトリと。タヌキのしっぽとモグラとトリとライオンとちょうちょ。」 「タヌキとライオンとトリとキツネとモグラ。」 「タヌキとライオンとキツネ。」 「キツネとタヌキのしっぽ。」 「しっぽとタヌキ。」 「キツネとサル。」小さく映るサルを指さす。 「ターヌキはいないよね。ちょうちょもいない。サル。おサルさん。」 「タヌキとサル。」 「タヌキとサル。ここがやぶれてる。」 「タヌキ。」 「タヌキ。メスじゃない？」 「オス，メスのタヌキ，ちょうちょ，モグラ。」 「ちょうちょとタヌキとモグラと。」

第4節 考　　察

4.1　表出された推論的言語の発達

　事例1は，表出された発話レベルがレベル3～レベル4という結果であった。事例1の発話では，動物の表情やじどうはんばいきに動物たちが葉っぱを入れる場面において，「泣いているのはからしを食べて辛かったから」「ポストに回覧板をいれる」といった自分の日常生活における経験や知識を関連付け，推論的言語が表出されたと考えられる。推論的言語の表出には，表情認知やこれまでの体験，経験が深く関連しているのではないかと考えられた。また，動物が泣いている場面では「エーンエーン」という泣き声や，絵本に出てくる動物たちの言葉でのやりとりを絵本場面から想像し，会話のように語られていた。

　事例1は推論的言語が表出されている一方で，絵本の前場面の情報や知識の使用や次の場面との関連付けはみられず，場面ごとのストーリーが語られ，話の内容が繋がっていないといえる。しかし，場面ごとの絵から情報を統合してストーリーを作る，狭い意味での全体的統合の発達が考えられた。

　事例2は，推論的言語の表出は見られず，発話レベルはラベリングや話のなかでの気づきといったレベル1の段階であった。事例2は実施の初めから「できない」と言い続けており，絵本の情報から物語を作り，語ることはまだ難しいことがわかった。ただ，動物などの知識は正確に認識しているが，絵の場面をみて，描かれている情報から語られる推論言語と子どもの持つ一般的な知識量や理解とは関連がないことが考えられる。

4.2　各事例の質問紙の結果と表出された推論言語の違い

　同じ5歳の因子結果で2人の事例について見ると，事例1は，質問紙の結

果において，「物語を話の流れに沿って話す」「1つの話題が終わるまで続く」などの，第Ⅱ因子の「系列・結束性」，また，第Ⅲ因子「プランニング・実行機能」にある，「計画を立て順序立てて何かを作る」「1日のスケジュールを把握して行動する」などの見通しを持つ，あるいは系列的に話すといったことができている。しかし，事例2は，これらがまれにできることから，系列的な情報の処理やプランニング，実行機能などの発達と推論的言語との関係が考えられる。

第Ⅳ因子「他者の注意喚起・感情理解と伝達」では事例1は7項目すべてができるとなっていた。事例2は「微笑みかけると笑顔を返す」が実施1回目の5歳4か月時にできるように変わり始めたこと，「子ども同士がケンカをしたとき相手の気持ちがわかる」の項目ができる時，まれにできる時があり，安定していないことから，絵本の中の動物たちの表情からの叙述が難しかったのではないかと考えられた。

語用に関する項目が集まっている第Ⅰ因子「一方的な発話・話題の維持」では，事例1は「すでに終えた話をまた繰り返し話す，聞く」，「独り言のように一方的に話していることがある」，「質問から始まり，次々と質問を投げかける」，「自分が知る情報は相手も知っていること前提に話す」，「人が心の中で思っていても言わないことをそのまま言葉にする」，「こちらが話したことを過剰にそのままの言葉通りに受け取る」などの12項目中6項目にまだ未熟さがみられている一方で，事例2は「何かの言葉をきっかけに突然関係ないことを話し始める」，「突然，話の話題が変わる」，「人が心の中で思っていても言わないことをそのまま言葉にする」，「こちらが話したことを過剰にそのままの言葉通りに受け取る」の4項目で未熟さが残っており，第Ⅰ因子では，推論言語が表出された事例1のほうが語用的な未熟さが多く見られ，これは語用的側面の未熟さと推論的言語の表出には関係がみられないことが考えられ，筆者が想定していた結果とは異なる結果となった。

推論言語の発達には，事例1の質問紙の結果ですべての項目ができていた

第Ⅳ因子「他者の注意喚起・感情理解と伝達」に含まれる他者の感情理解，自分の感情の伝達，ごっこ遊び，微笑みかけると笑顔を返す，話しかけに対し無反応な時がない，話し方に抑揚があるといった情動の発達，プランニングや実行機能の発達などが，推論言語や系列的な情報の処理と関連していると考えられた。

第7章　全体的考察

第1節　乳児期から幼児期の語用能力の発達モデル

　自閉症スペクトラムの子どもの語用障がいの支援に向けて，本研究は定型発達の子どもの資料を基に基礎的研究を通して語用能力の発達について考察した。

　まず，第1章では，子どもの語用能力の発達と自閉症スペクトラムの子どもに見られる語用障がいについて，認知的側面と関連性理論の観点から展望した。また，第2章では，自閉症スペクトラムの子どもの語用障がいについて展望し，語用障がいの背景とされる「心の理論」「推論」「全体的統合」といった発達と語用障がいとの関連について考察した。Onishi & Baillargeon (2005) が1歳代の子どもにおいても誤信念課題を通過する能力が見られるのではないかという指摘から，発達的連続性が考えられ，また，Halliday (1978) の乳幼児の語用の発達に見られる重層性と重ねて見ることでも，心の理論の発達における「発達の連続性」が注目された。推論言語に関しては，Nicol & Tompkins (2013) が子どもの推論的な発話は母親の推論言語によって予測されると指摘した一方で，語用論的推論の定型発達の過程を検討した発達的研究はこれまで少なく（村上，2013），これらの観点から検討をすることが必要であると考えられた。さらにFrith (2008, 2003/2009) の自閉症スペクトラムの事例における全体的統合の障がいについては注目され，多くの指摘がある一方で言語発達や特に語用能力の発達との関連性について報告が少なく，今後，検討していくことが必要である。また，第2章では，Halliday (1978) の会話能力の発達の重層性と大井（2010）の思春期・青年期の事例か

ら幼児期からの行動特徴と語用の発達との関連，背景にある「心の理論」の発達，「全体的統合」との関連性を子どもの思考の発達という点から検討することにより自閉症スペクトラムの子どもたちのコミュニケーションの発達に向けた有効な支援が明らかになっていくことが考えられた。

　第3章では，就学前の定型発達児における語用能力とそれに関わる認知・行動発達の連関性について，Bishop（1998）を参考にした語用障がいの観点とその他の認知，行動発達に関する質問紙を作成し，保育者の質問紙評価の資料を基に因子分析的検討を行った。その結果，3歳児から年長児まで語用的な発達の連続性が考えられた。また，3歳児では，語用，見立て・ごっこ遊び，プランニングなど他の機能との関連がみられ，3歳児の時点では語用能力は他の機能と相互に関連しながら発達していくと考えられた。4歳児になると，語用能力，共同注意や非言語的な要素などが分化する時期と考えられ，年長児になるとさらに因子が明確化した。語用能力と他の行動・認知発達との連関性については，3歳児では，一方的な発話や同意なしの話題の変更などの他者への注意を向けての会話と「こだわり」「集団に入らない」といった興味の発達との関連，また，適切な発話交替や比喩・冗談の理解と「見立て遊び・ごっこ遊び」「人物の顔や体を描くことができる」「計画を立てて何かを作る，行動する」といった表象の発達との関連，抑揚の乏しさや過剰な質問による開始といった語用の特徴と視線，共同注意，模倣との関連が考えられ，3歳児においては語用と他の認知や行動が相互に関連しあいながら発達していく時期であるといえる。

　4歳児では，3歳児と同様に語用的な特徴と興味，集団に入らないといった行動特徴との関連が考えられた。また，比喩や冗談などの抽象化された言語の理解や心の理論，会話時の身ぶりの使用や相手の注意喚起といった非言語的伝達行為との関連，指示代名詞・人称の使用，人物描画といった人物表象の発達と見立て・ごっこ遊び，プランニングなどの頭の中でイメージや構成する能力との関連が示唆された。さらに，異年齢間における因子間の機能

連関性について検討した結果，3歳児では会話場面における一方的な発話や同意なしの話題の変更などの語用の特徴を示す項目が集まり，4歳児においても2項目を除き項目が変化しなかったことから，発達の連続性が示唆された。3歳児では語用と他の行動・認知が因子内に混在していたものが，4歳児になると共同注意や非言語的要素などの前言語期のコミュニケーションで見られる行動が分化していくことが明らかとなった。

　第4章では，第3章において語用能力の発達はごっこ遊びやプランニングなどの認知や行動発達との連関が示唆されたことから，さらに多面的に検討する必要があると考えられたため，第3章で使用した語用能力と認知・行動発達に関する質問38項目に新たな項目を加え，質問紙第2版を作成し，保育者による質問紙調査から得られた結果を因子分析的検討し，保育場面において見られる語用能力とその他の認知・行動発達との発達的連関性を明らかにした。また，語用面に困難さを示す事例において発達の連関性を検討し，幼児期における語用能力の発達にどのような機能が連関し発達するのかを明らかにした。

　因子分析の結果，3歳児は5因子，4歳児は4因子，年長児は4因子が抽出された。3歳児では，頭に思い浮かべ，それを言語化していく表象の発達と適切な発話交替といった目には見えないルールやイメージに関する認知的要素とそれを言語化し，表出していく能力との関連，語の定義などの知識とビーズなどの小さいものを紐に通すといった視覚的系列と微細運動の発達との関連，数の保存やプランニングと比喩，「物語などを流れに沿って話す」といったBishop（1998）における結束性との関連，着替えなどの日常的動作とごっこ遊びとの関連などが考えられた。また，不適切な発話や突然の話題の変更といった語用障がいの項目が1つの因子に集まったことから，独立したものと考えられた。

　4歳児では，適切な発話交替や指示代名詞の使用，語の定義などの知識や言語的側面と「心の理論」の発達が関係する冗談，数の保存，表象の認知的

要素，そして集団行動ができるといったものとの関連，他者の感情や意図の理解とごっこ遊びといった他者認識の発達と問いかけへの無反応や1つの話題の維持といった語用的な要素と関連が示唆された。さらに，推測や保存，実行機能，人物表象といった認知的要素のみが集まった因子が独立することや図鑑などの知識を話す特定の興味が，同意なしの話題変更，不適切な発話などの語用的な問題と関連することが示された。

　年長児では，語用障がいの症状とされるものが第Ⅰ因子に集まり，この時期に言語・語用面は独立してくることが示唆された。物語や話を時系列に沿って話す，Bishop（1998）の結束性とワーキングメモリ，ビーズなどの小さいものを紐に通す，視覚的系列と微細運動との関連，模倣やプランニングの発達と興味的知識との関連が考えられた。社会性や機能的な要素のあるごっこ遊びと語用的な問題である問いかけへの無反応，抑揚の乏しさ，感情理解，会話時の他者への注意喚起との関連が示され，他者認識と情動の発達が関係していることが考えられた。

　次に発達的連関性を明らかにするため，異年齢間における因子間の項目の推移について検討した結果，適切な発話交替，指示代名詞の使用，仮定の理解，表象化は3歳から4歳にかけて連関して発達し，連続性が考えられた。3歳児から年長児まで数の保存は継続してプランニングと実行機能の同因子内に含まれ，連関を示しているといえる。着替えやごっこ遊びにおいて，4歳児から5歳児で自他の感情理解と同じ因子に含まれ，これらの発達との連関が示唆された。語用障がいの症状とされる「同意なしの話題変更」は4歳児では興味との連関が示されたが，年長児では第Ⅰ因子の語用障がいの症状が集まっている因子に移動し，他の行動発達との連関性がみられなくなると考えられた。

　さらに第4章では，語用面に困難さを示す自閉症スペクトラムが疑われる事例を対象に保育者の記入によって得られた追跡的資料から，年長児の因子における事例の語用能力とその他の認知・行動発達を質的に検討した結果，

因子ごとの得点の変化から見ると語用の項目が集まっている第Ⅰ因子において，時系列に沿って得点の上昇がみられ，語用的側面の発達が考えられた。またプランニング・実行機能の因子において，最も得点が低く，発達途上であることが考えられた。

　因子間連関から本事例の発達を見ると，事例は6歳5か月がポイントとなる月齢であり，6歳5か月に不適切な発話，同意なしの話題変更，一方的な会話，過剰な字義通りの受け取りといった語用面の課題が減少し，同時期に，「系列・結束性」の身ぶりの使用，物語を流れに沿って話す，話題の維持，ビーズなどの小さいものを紐に通すといったことができるように変化しており，系列的に物事を捉える，話すといった能力の発達が事例の語用的課題の軽減につながったと考えられた。それと並行して，プランニングができるようになっており，プランニング機能の発達により語用能力も発達することが示唆された。事例における保育場面での支援については，事例の質問紙上の変化から系列的な情報の処理やプランニングといったことと語用能力との連関が示された点からビーズなどを使用した制作活動や絵本，ルールのあるゲームなどを取り入れることで，事例の語用的な課題の軽減につながると考えられた。

　第4章までの研究を踏まえて，第5章では，乳児期の語用能力の発達における認知的基盤について，生後9か月前後の時期に焦点をあて，養育者と事例の行動から幼児期の語用能力の基盤を検討した。その結果，視線，情動の共有，共同動作，ことばと動作との関連づけ，推論的動作，動作模倣が注目された。結果，視線については，生後8か月～10か月時において視線を合わせてアイコンタクトをとる行動がみられていた。生後8か月時の段階では，事例が物を口に入れたり操作している時に，事例から養育者に視線を向ける，また，生後9か月時は養育者のことばに反応し視線を向ける，食事中に口の中の食べ物がなくなると視線を向けるなどの自分の要求を伝える，他者の意図への気づきを表していると考えられ，Doherty（2009）が視線探知につい

て，表象的な「心の理論」の発達の始まりを示すものと述べていることとの関連が考えられる。

　生後9か月時から，食事場面で養育者が「あーん」という言葉かけをすると口を開ける，といった養育者のことばと動作の関連づけがみられ，生後10か月では養育者がことばで示すものとの関連づけ，生後11か月時は「バイバイ」や養育者から「何が入ってる？」の問いかけに対して，袋に手を入れて確認しようとする反応がみられていた。また，生後12か月時は養育者が「パチパチは？」と手を叩くように言うと，養育者からの要求に応え，パチパチと手を叩いて見せる行動を示していたことから，物の認識とことばとの一致，相手の要求，意図の理解ができていると考えられる。

　思考を伴う行動を示す，推論的動作に関しては，生後8か月，生後9か月時にみられたが，生後8か月は物に対する動作によるものであり，また生後9か月時は物とことばに対する動作の2つがみられ，移行していくものと考えられた。

　この推論的動作には，思考的な側面と他者の意図の読みとりなどが関連していると考えられ，Halliday (1978) はマセティックな側面，つまり思考な側面が語用の個人的な機能につながると述べていることからも関連が考えられる。

　動作模倣に関しては，生後9か月時に養育者がガラガラを振って見せ，事例に渡すとガラガラを振る動作がみられ，その後，生後11か月時にも養育者が箱を叩いて見せると真似して叩く動作模倣が観察された。模倣や動作模倣は自閉症スペクトラムの子どもがもつ障がい (Mesibov et al., 1999) とされており，語用能力との関連が考えられる。さらに，模倣は，「心の理論」の発達と関連があるといわれており (Mesibov et al., 1999)，そして，「心の理論」の課題を通過するのは定型発達児でも4歳後半と言われているのに対し，Onishi & Baillargeon (2005) の研究において1歳過ぎの子どもが他者の心的状態を捉えることができる十分な用意ができていることを指摘したことから，

生後11か月時に模倣がみられたことは，「心の理論」を獲得する前の準備段階にあるもので，本研究で観察された動作模倣は語用能力の発達的基盤になりうると考えられた。

　第6章では，幼児の推論言語について4歳後半から5歳前半の事例を対象に，文字のない絵本を用いて，物語を作成し，その場面で表出された発話をHammett, van Kleeck, & Huberty（2003）を参考に分類した。分類は，レベル1のラベリングからレベル4の予測，ストーリーを超えた説明の提供までの4段階であり，結果，事例1はレベル3～4，事例2はレベル1であった。事例1は，レベル1のラベリングもみられるが，絵本の絵と自分の経験的知識を想起し，関連づけていることがあり，また，絵本のキャラクター同士の会話やセリフを推論し表出していた。事例2は，ストーリーを作ることができず，絵本に出てくるキャラクターのラベリングのみを表出していた。事例1と事例2の語用能力とその他の認知・行動発達について第4章で使用した質問紙を1か月間，養育者に回答してもらった結果から，推論言語が多く表出された事例1は，「物語を流れに沿って話す」「1つの話題が終わるまで続く」などの「系列・結束性」や「プランニング」に関する「計画を立てて何かを作る」「1日のスケジュールを把握して行動する」ができており，事例2はこれらができてもまれであることから，系列的に話す，プランニングなどは推論言語との関係が考えられる。また，事例2は「子ども同士がケンカをしたとき相手の気持ちがわかる」といった他者の心的状態の理解ができるとまれにできるを移動しており，安定していないことからキャラクターの表情などからの叙述が難しかったのではないかと考えられた。推論と語りについて山本（2007）が絵カードの子どもが泣いた理由を推論することは5歳児では難しいことを指摘しており，事例2が絵からキャラクターの感情を推論し語ることが難しかったことと一致している。

　以上の結果から，乳児期から幼児期までの語用能力の発達モデルを試みた。作成した発達モデルを図7-1に示す。

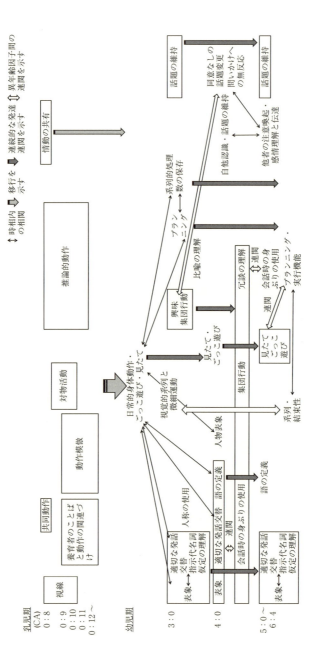

図7-1　定型発達児における乳幼児期の語用能力の発達モデル

乳児期の視線や共同注意などの他者と視線の共有や共同的な動作，情動の共有を基盤に，適切な発話交替や指示代名詞の使用といった語用的能力の発達的基盤になるのではないかと考えられる。また，物などの観察や操作，あるいは他者の言葉かけに対する思考を伴う推論的な動作が幼児期以降，興味，集団行動ができることへ繋がると考えられる。また，比喩の理解や冗談の理解といった「心の理論」と関連するもの，プランニングの発達の基盤となるのではないかと考えられた。3歳児の興味は語用障がいの1つである「同意なしの話題変更」との連関が示されており，この時期の興味の発達や知的好奇心が後の語用の発達に影響すると考えられる。情動の共有は，ごっこ遊びや，他者の感情理解や伝達などにつながり，会話時の相手の注意喚起や心的状態の理解との連関が考えられる。

　生後9か月頃にみられた動作模倣は，3歳児の日常的な動作や見立て，ごっこ遊びなどにつながり，適切な発話交替や表象の発達，語の定義，プランニングや系列的処理といったものと関連していた。見たてやごっこ遊びは3歳児から年長児まで連関していると同時に，あらゆる機能との関連が示されたことから，乳児期からの動作模倣，そして見たて，ごっこ遊びは後の語用能力の発達において，乳幼児期の中心となる要素ではないかと考えられる。

　適切な発話交替，話題の維持などの語用に関するものは，3歳児から年長児まで，連関しており，年長児になると他の機能と連関することなく独立したものとなった。

第2節　自閉症スペクトラムの子どもの語用障がいへの発達的アプローチ

　自閉症スペクトラムの子どもたちの語用障がいは，これまで背景にある認知的課題として「心の理論」（Tager-Flusberg, 2007），「全体的統合の弱さ」（Frith, 2003/2009），「推論」，「関連性理論」（Sperber & Wilson, 1995/1999）との

関連性が取り上げられてきた。

　本研究の結果より，定型発達児の幼児期における語用能力の発達は，適切な発話交替や指示代名詞の使用などが表象の発達と関連し，これが3歳児から年長児まで連関し，発達していくことが明らかになった。また，適切な発話交替や指示代名詞の使用，表象の発達と見たて，ごっこ遊びとの関連が考えられた。

　さらに，適切な発話交替などの語用的側面や表象の発達は，会話時の身ぶりや集団行動ができる，冗談の理解との連関が見られた。

　本研究において，幼児期にある自閉症スペクトラムが疑われる語用的な困難さが見られる事例や学齢期にある自閉症スペクトラムの事例から，大井 (2006) が語用障がいは年齢が高くなっても，継続していくことを指摘しているように，語用的な困難さが持続している。本研究における事例と中路 (2011) における学齢期の自閉症スペクトラムの事例ともに，「同意なしの話題変更」「一方的な会話」「問いかけへの無反応」といったものが共通していた。「同意なしの話題変更」に関しては，興味との連関が示されており，見たて遊びやごっこ遊びを基盤としたイメージの共有を軸にした乳幼児期からの支援を行っていく必要があると考えられる。

　また，「一方的な会話」や「問いかけへの無反応」は，会話時の他者の注意喚起や感情の理解・伝達といったものとの関連が示されたこと，模倣の発達との連関が考えられ，乳児期における動作模倣の発達の重要性が示された。

　乳児期から幼児期において，視線，情動の共有や動作模倣，ごっこ遊びなど他者との共有，表象の発達などの認知，行動，情動といった機能が語用能力の発達的基盤となり，さらにこれらの基盤からプランニングや系列的に情報を処理する力などの獲得に至ると考えられる（図7-1）。それらによって語用能力が確立していき，他者とのコミュニケーションが可能になっていくと考えられる。

　自閉症スペクトラムの子どもにおける語用障がいの特徴として，先行話題

への逆行や同一話題反復，不適切な発話交替，話し手の意図した意味の認知失敗，言葉の丁寧さや堅苦しい話し方，抑揚の乏しさ，指示詞，人称・呼びかけ形式の不正確な使用，過剰な字義通りの理解，過剰な質問による開始，聞き手の注意を得ない，不適切な発話，同意なしの話題変更，特異な表現，言語行為の条件の欠如，先行会話への相手の発話の関連付けの失敗，大人の発話意図の誤解，比喩や冗談の理解など多くの症状の指摘がある（Happé, 1996；Frith, 2003/2009；Mitchell et al., 1997；Oi, 2005；大井，2006）。その中でも不適切な発話交替や同意なしの話題変更などは，乳児期において養育者との情動の共有が発達することで，軽減されていくのではないかと示唆された（図7-1）。また，表象や身ぶりが発達していくことで，話題の維持といった語用能力が発達していくと考えられた。さらに会話の基本となる適切な発話交替は乳幼児期における視線の共有や養育者の行動の模倣などが後の語用能力の発達に影響すると考えられ，自閉症スペクトラムの子どもたちは，視線の合いにくさや模倣の難しさがあることから，語用の困難さが見られているのではないだろうか。

第3節　今後の課題

　本研究では，幼児期を中心に語用能力とその他の認知・行動発達における発達的連関性から，語用能力の発達とそれに関わる機能連関について検討してきた。定型発達の子どもの語用能力の発達は，乳児期の視線の共有から始まり，幼児期では日常的動作，見たて，ごっこ遊びを基盤に興味や語の定義，プランニング，感情理解などが連関し発達していくことが明らかになった。定型発達の子どもの発達連関の様相から，今後は自閉症スペクトラムの子どもたちを対象とした量的研究をはじめとした資料の集積が必要であると考えられ，両者の語用能力の発達を重ねてみていくことが必要であると考えられる。

さらに，就学前期の定型発達の子どもたちの資料から，語用能力の発達モデルを作成したが，乳児期と幼児期の移行部分について本研究では明らかにできなかった。今後は，乳児期から幼児期の資料を新たに集積して発達連関を検討し，乳児期から幼児期までの語用能力の発達モデルをさらに明確化していきたいと考える。

引 用 文 献

American Psychiatric Association. (2003). DSM-Ⅳ-TR 精神疾患の分類と診断の手引. (高橋三郎・大野 裕・染矢俊幸, 訳). 東京：医学書院. (American Psychiatric Association. (2002) Quick Reference to the Diagnostic Criteria from DSM-Ⅳ-TR. Washington D.C., American Psychiatric Association).

American Psychiatric Association. (2014). DSM-5 精神疾患の診断・統計マニュアル. (日本精神神経学会, 監修, 高橋三郎・大野 裕, 監訳, 染矢俊幸・神庭重信・尾崎紀夫・三村 將・村井俊哉, 訳). 東京：医学書院. (American Psychiatric Association. (2013) *Diagnostic and Statistical Manual of Mental Disorders, Fifth Edition.* Arlington, VA., American Psychiatric Publishing).

荒井庸子, 荒木穂積. (2013). 自閉症スペクトラム児における象徴機能と遊びの発達―ごっこ遊びから役割遊びへの発達過程の検討―. 立命館人間科学研究, **26**, 47-62.

旭出学園教育研究所・日本心理適性研究所. (1980). S-M 社会生活能力検査. 東京：日本文化科学社.

Austin, J. (1978). 言語と行為. (坂本百大, 訳). 東京：大修館書店. (Austin, J. (1960) *How to do things with words.* Cambridge University Press).

Baron-Cohen, S., Leslie, A., & Frith, U. (1985). Does the autistic child have a "theory of mind"? *Cognition*, **21**, 37-46.

Bishop, D.V.M. (1998). Development of the Children's Communication Checklist(C-CC): A Method for Assessing Qualitative Aspects of communicative Impairment in Children. *Journal of Child Psychology and Psychiatry*, **39**(6), 879-891.

Bishop, D.V.M. (2000). Pragmatic language impairment : A correlate of SLI, a distinct subgroup, or part of the autistic continuum?. Bishop, D.V.M., Leonard, L.B. *Speech and language impairments in children : Causes, characteristics, intervention and outcome.* Psychology Press, NewYork (pp.99-113).

Bishop, D.V.M. (2003). *The Children's Communication Checklist version 2 (CCC-2).* Psychological Corporation, London.

Bruner, J.S. (1988). 乳幼児の話しことば コミュニケーションの学習. (寺田 晃・

本郷一夫, 訳). 東京:新曜社. (Bruner, J. (1983) *CHILD'S TALK Learning to Use Language*. Oxford University Press).

Dennis, M., Anne L., & Linda Lockyer. (2001). Inferential language in High-Function Children with Autism. *Journal of Developmental Disorders*, 31(1), 47-54.

土居道栄. (2002). 乳幼児の言語・行動発達―機能連関的研究―. 村井潤一（編著）, 乳幼児期の言語・行動発達 (pp.96-152). 東京:風間書房.

Dorhety, M.J. (2009). *Theory of Mind : How Children Understand Others' Thoughts and Feelings*. Psychology Press, New York.

Frith, U. (1996). 自閉症とアスペルガー障がい. (富田真紀, 訳). 東京:東京書籍. (Frith, U. (1991) *Autism and Asperger Syndrome*. the Press Syndicate of the University of Cambridge, U. K. Cambridge University Press).

Frith, U. (2009). 新訂 自閉症の謎を解き明かす. (富田真紀・清水康夫・鈴木玲子, 訳). 東京:東京書籍. (Frith, U. (2003) *Autism : Explaining the Enigma Second Edition*. Blackwell. Oxford).

Frith, U. (2008). *Autism: A Very Short Introduction*. Oxford University Press.

Frith, U. & Happé, F. (1999). Theory of mind and self -consciousness : What is it like to be autistic?. *Mind and Language*, 14, 23-31.

Grise, P. (1998). 論理と会話 (清塚邦彦, 訳). 東京:勁草書房. (Grise, P. (1989) *Studies in the way of words*. The President and Fellows of Harvard College).

Halliday M.A.K. (1978). Meaning and the construction of reality in early childfood. In H.L. Pick , Jr and E.Saltzman (eds.) *Mode of Receiving and Processing of information*. LEA.

Hammett, L.A., van Kleeck, A., & Huberty, C.J. (2003). Patterna of parents' eztra-textual interactions dualing book sharing with preschool children : A cluster analysis study. *Reading reseach Quarterly*, 38(4), 442-468.

Happé, F. (1996). 自閉症におけるコミュニケーション能力と心の理論:関連性理論の課題. （岡田 俊, 訳). 自閉症と発達障害研究の進歩, Vol.1, (pp.46-59). 東京:日本文化科学社. (Happé, F. (1993) Communicative competence and theory of mind in autism: A test of relevance theory. *Cognition*, 48, 101-109).

Happé, F. (1999). 自閉症の心の世界. (石坂好樹・神尾陽子・田中浩一郎・幸田有史, 訳). 東京:星和書店. (Happé, F. (1994) *Autism : an introduction to psychological theory*. Psychology Press, New York).

Happé, F. (1996). アスペルガー障がいの成人による自伝―解釈の問題と理論への示

唆．Frith, U. et al.,（富田真紀，訳）自閉症とアスペルガー障がい．東京：東京書籍，pp.361-423.（Frith, U.（1991）*Autism and Asperger Syndrome*. the Press Syndicate of the University of Cambridge, U. K. Cambridge University Press）．
Happé, F., Frith, U.（2006）. The week central coherence account: detail forcused cognitive style in autistic spectrum disorders. *Journal of Autism and Developmental Disorders*, 36, 5-25.
秦野悦子．（2001）．ことばの発達入門．東京：大修館書店．
秦野悦子．（2010）．コミュニケーションを作り出していく保育臨床．秦野悦子（編），生きたことばの力とコミュニケーションの回復（pp.89-112）．東京：金子書房．
Helmer R. Myklebust.（1992）．PRS 手引―LD 児診断のためのスクリーニング・テスト．（森永良子・隠岐忠彦，訳）．東京：文教資料協会．
細野美幸．（2006）．子どもの類推の発達―関連性類似性に基づく推論．教育心理学研究，54，300-311.
細野美幸．（2011）．子どもの類推における共通性の抽出と転移の発達．教育心理学研究，59，27-38.
伊藤恵子．（2008）．自閉症児の語用論的能力に関する実証的研究―指示詞コ・ソ・アからの検討―．東京：風間書房．
Kanner, L.（1995）．幼児自閉症の研究．（十亀史郎・斎藤聡明・岩本　憲，訳）．愛知：黎明書房．（Kanner, L.（1943）Autistic disturbance of affective contact. *The Nervous Child*, 2, 217-250）．
加藤ますみ　作，水野二郎　絵．（2002）．ぽんたのじどうはんばいき．東京：ひさかたチャイルド．
小山　正．（2000）．ことばが育つ条件―言語獲得期にある子どもの発達―．東京：培風館．
小山　正．（2012）．初期象徴遊びの発達的意義．特殊教育学研究，50，363-372.
Leinonen, E., & Kerbel, D.（1999）. Relevance theory and pragmatic impairment. *International journal of language and communication disorders*, 34(4), 367-390.
Lewis, C., Stack, J.（2013）. Where to look for the development of infant social understanding: The case of "infant false belief". The Jean Piaget Society, 43rd Annual Meeting, Symposium 19, Chicago, USA, 6-8 June 2013.
McCune, L.（2013）．子どもの言語学習能力―言語獲得の基盤―．（小山　正・坪倉美佳，訳）．東京：風間書房．（McCune, L.（2008）*How Children Learn to Learn Language*. Oxford University Press）．

Marton, J., Frith, U. (1995). Causal Modeling : A Structural Approach to Developmental Psychopathology. In *Developmental Psychopathology, 1, Theory and methods,* Cichetti D, Cohen DJ (Eds.), John Wiley, New York, 357-390.

松井智子．(2005)．認知語用論と心の理論の接点―命題態度理解の発達研究．日本語用論学会大会論文集，105-111.

Mesibov, C.B., Adams, L.W., & Klinger, L.G. (1999). 自閉症の理解―原因・診断・治療に関する最新情報―．(佃 一郎，監訳，岩田まな，訳)．東京：学苑社．(Mesibov, C.B., Adams, L.W., & Klinger, L.G. (1999) *Autism Understanding the Disorder.* Plenum Publishing Corporation, New York).

Mitchell, P., Saltmarsh, R. & Russell, H. (1997). Overly Literal interpretations of speech in autism : Understanding that messages arise from minds. *Journal of Child Psychology and Psychiatry,* 38, 685-691.

村上太郎．(2013)．幼児期における文脈推論能力と方略の発達的検討：指示対象付与における語用論解釈の発達と障害．*Human Developmental Research,* 27, 121-130.

村上太郎・橋彌和秀．(2011)．幼児の三項関係場面における文脈推論「これは？」に対する指示対象付与からみた話者意図理解．日本発達心理学会第22回大会発表論文集，427.

森田愛子・藤井　真．(2012)．幼児の発達への保護者と保育者の気づき．広島大学心理学研究, **12**, 269-277.

中路曜子．(2010)．幼児期における語用障害と認知発達に関する臨床的研究(1)．日本特殊教育学会第48回大会論文集，745.

中路曜子．(2011)．アスペルガー障がいにおける語用能力の発達―遊びを通しての会話から：事例研究―．神戸学院大学心理臨床カウンセリングセンター紀要，第4号，9-18.

長崎　勤．(2010)．生活世界のなかでのことばの力の獲得と臨床．秦野悦子（編），生きたことばの力とコミュニケーションの回復（pp.113-132）．東京：金子書房．

長崎　勤・佐竹真次・宮崎　眞・関戸英紀．(1998)．スクリプトによるコミュニケーション指導．東京：川島書店．

Nicol, S. & Tbmpkins, V. (2013). Mothers use of inferential language and preschoolers narrative comprehension. The Jean Piaget Society, 43rd Annual Meeting, Chicago, USA, 6-8 June 2013.

Ninio, A. & Snow, C.E. (1996). *Pragmatic Development.* Westviw Press, Oxford.

Oi, Manabu. (2005). Interpersonal compensation for pragmatic impairments in Japanese children with Asperger syndrome or high-functioning autism. *Journal of Multilingual Communication Disorders*, 3, 203-210.

大井　学. (2006). 高機能広汎性発達障害にともなう語用障害：特徴，背景，支援. コミュニケーション障害学，23, 87-104.

大井　学. (2007). 高機能広汎性発達障害の子どもに見られる語用障害：大人からみた会話の不適切さを手がかりに. 日本特殊教育学会第45回発表論文集，484.

大井　学・藤野　博・小山智典・田中優子・松井智子・権藤圭子. (2010). The Children's Communication Checklist-2（CCC-2）日本語版の作成と臨床群への適用の試み. 日本発達心理学会第21回大会発表論文集，65.

大井　学・田中早苗. (2010). 高機能自閉症スペクトラムのある子どもの多義的表現の理解. コミュニケーション障害学，27, 10-18.

大井　学. (2010). 少年期・青年期における高機能広汎性発達障害者へのコミュニケーション支援. 秦野悦子（編），生きたことばの力とコミュニケーションの回復 (pp.133-157). 東京：金子書房.

大井　学・田中早苗・権藤桂子・綾野鈴子・長谷川千秋. (2012). 子どものコミュニケーションチェックリスト第二版（CCC-2）日本語版の標準化：定型小中学生. コミュニケーション障害学，28, 242.

大神田麻子・浅田晃祐・森口佑介・板倉昭二. (2011). 語用論理解の発達 I― 大人による会話違反課題（Conversational Violations Test; CVT）の評価―. 日本発達心理学会第22回大会発表論文集，428.

Onishi, K., & Baillargeon, R. (2005). Do 15-month-old infants understand false beliefs? *Science*, 308, 255-258.

大伴　潔. (2010). ことばの発達からみた障害特性. 秦野悦子（編），生きたことばの力とコミュニケーションの回復 (pp.28-44). 東京：金子書房.

Paterson, J., & Westby, C. (1994). The development of play. In W.O.Haynes, B.Shulman (Eds.), *Communication development:foundation processes and clinical applications*. 135-161, Printice Hall.

Robins, D., Fein, D., Barton., & M.L. et al. (2001). The modified checklist for autism in toddlers : An initial study investigating the early detection of autism and pervasive developmental disorders. *Jornal of Autism & Developmental disorders*, 31, 131-144.

酒井彩華・大伴　潔. (2010). 高機能広汎性発達障害児の推論能力について―定型発達児との比較と保護者アンケートから―. 日本発達心理学会第21回大会発表論文

集, 582.

崎田智子・岡本雅史.（2010）. 認知語用論：総括と展望. 山梨正明（編）, 言語運用のダイナミズム―認知語用論のアプローチ―（pp.223-232）. 東京：研究社.

Searle, J.（1986）. 言語行為　言語哲学への試論.（坂本百大・土屋　俊, 訳）. 東京：勁草書房.（Searle, J.（1969）. *Speech Acts, an Essay in the Philosophy of Language*. Cambridge University Press）.

島内良子.（2004）. 広汎性発達障害児・者の人物画に見る他者意識について. 九州大大学大学院人間環境学府, 修士論文.

下道省三.（2009）. 関連性理論による子どものことば（発話・会話）の分析（その2）. 甲子園短期大学紀要, 39-49.

Spelke, E.S., & Kinzler, K.D.（2007）. Core knowledge. *Developmental Science*. 10, 89-96.

Sperber, D., & Wilson, D.（1999）. 関連性理論―伝達と認知―　第2版.（内田聖二・中逵俊明・宋　南先・田中圭子, 訳）. 東京：研究社.（Sperber, D., & Wilson, D.（1995）*Relevance:communication and cognition, 2 ed*. Harvard University Press, Cambridge, Massachusetts, U.S.A.）.

新版K式発達検査研究会（編）.（2008）. 新版K式発達検査法2001年版―標準化資料と実施法. 京都：ナカニシヤ出版.

Tager-Flusberg, H.（2007）. Autism and other neurodevelopmental disorders. In E.Hoff, & M.Shatz（Eds）. *Blackwell HandBook of Language Development*, 432-453, Wiley-Black-well.

高橋　登.（2002）. 言語発達段階に即した対応, 3　会話期と読み書き期の言語発達評価と支援. 岩立志津夫・小椋たみ子（編著）, 言語発達とその支援（pp.184-195）. 京都：ミネルヴァ書房.

竹田啓一・里見恵子.（1994）. インリアル・アプローチ―子どもとの豊かなコミュニケーションを築く. 東京：日本文化科学社.

津守　真・稲毛敬子.（1995）. 増補　乳幼児精神発達診断法0～3歳まで. 東京：大日本図書.

上野一彦・名越斉子・小貫　悟.（2008）. PVT-R絵画語い発達検査手引. 東京：日本文化科学社.

宇佐川　浩.（2005）. コミュニケーションの発達障害とその支援. 吉田章宏・田中みどり（編著）, コミュニケーションの心理学（pp.77-97）. 東京：川島書店.

綿巻　徹.（2002）. 言語発達の概観, 2語獲得期と文形成期の言語発達. 岩立志津

夫・小椋たみ子(編著),言語発達とその支援(pp.90-92).京都:ミネルヴァ書房.
Wilson, D., & Wharton, T. (2009) 最新語用論入門12章. (今井邦彦(編), 井戸亮・岡田聡宏・松崎由貴・古牧久典・新井恭子,訳). 東京:大修館書店.
Wing, L. (1998). 自閉症スペクトル:親と専門家のためのガイドブック. (久保紘章・佐々木正美・清水康夫,訳). 東京:東京書籍. (Wing, L. (1996). *The Austic Spectrum:A guide for parents and professionals*. London:Constanble and Company Limited).
矢田愛子・大井 学. (2009). 高機能広汎性発達障害児の間接発話理解に対する検討. LD研究:研究と実践, **18**(2), 128-137.
山村麻予・辻本 耐・中谷素之. (2011). 幼児期における実行機能と他者感情理解の関連性. 大阪大学教育学年報, **16**, 59-71.
山本久美子・山本淳一. (2008). 発達障害児における社会的な文脈理解. 日本発達心理学会第19回大会発表論文集, 748.
山本政人. (2007). 幼児における因果的推論と語り. 学習院大学文学部研究年報, **54**, 221-226.
矢野宏之・岩元澄子. (2010). 関連性理論からみた自閉症児の発話解釈. 久留米大学心理学研究, **9**, 48-56.
安井多恵子・福井恵子・為数哲司・深浦順一. (2013). 対人関係上気になる児童の文脈推論の方略:状況課題文による検討. 日本音声言語医学会第58回総会・学術講演会予稿集, 102.
安梅勅江・篠原亮次・杉澤悠圭・丸山昭子・田中 裕・酒井初恵・宮崎勝宣・西村真美. (2007). 子どもの発達の全国調査にもとづく園児用発達チェックリストの開発に関する研究. 厚生の指標, **54**, 36-41.

初 出 一 覧

第1章，第2章
中路曜子・小山　正（2014）．自閉症スペクトラムの子どもの語用障害をめぐって．神戸学院大学心理臨床カウンセリングセンター紀要，第7号，27-32．

第3章
中路曜子（2010）．幼児期における語用障害と認知発達に関する臨床的研究(1)．日本特殊教育学会第48回大会論文集，745．

第4章
中路曜子（2015）．幼児期における語用能力と認知・行動発達―保育場面における質問紙評価から―．神戸学院大学人文学会『人間文化』，第38号，25-37．

あ と が き

　本書は，神戸学院大学大学院人間文化学研究科において，課程（人間文化学）博士 乙第30号を授与された学位論文を再構成し，加筆・修正したものです。

　まず，学位論文の作成にあたり，学部の頃より大変お世話になり，長期にわたって懇切かつご丁寧なご指導を賜りました神戸学院大学教授の小山　正先生に心より深く感謝を申し上げます。

　学位授与にあたっては，審査委員として神戸学院大学名誉教授の吉野絹子先生，神戸学院大学教授の熊田俊二先生，大阪総合保育大学教授・神戸大学名誉教授の小椋たみ子先生に大変お世話になりました。様々な視点からの貴重なご意見を賜りましたこと，心より御礼申し上げます。

　そして，研究を進めていくにあたり，多くの方々にご協力，ご助言をいただきました。心より感謝申し上げます。また，研究にご理解いただき，お忙しい中ご協力いただきました幼稚園，幼保園の先生方，子どもたちや保護者の皆様にも感謝申し上げます。今後も，保育現場等において役立てられることを少しでもお返しできるように，研究と臨床での経験を積み重ねていきたいと思います。

　学位論文の執筆には長い時間がかかりました。論文提出までに心配や迷惑もたくさんかけたと思いますが，どんな時も温かく見守り，応援してくれた家族に感謝したいと思います。

　最後になりましたが，本書の出版にあたり，お世話になりました風間書房の風間敬子様，そして時間がない中で様々ご助言をいただきました風間書房の大高庸平様にこの場をお借りして御礼申し上げます。

平成30年1月　　　　　　　　　　　　　　　　　　　　中路　曜子

付　録

資料1：絵本場面における全発話―事例1＜実施1回目＞―（第6章　資料）

絵本の場面	事例1の表出言語
	「む～り～。」
	「え～っ!●●!?」
	「え～っ!!」と言いながら笑う。
	「お話がつくるの？」
	「え～っ!!」と声を出す。
	「くつべらべらくん！」
	「べべべのべー。」
	「ライオンだー。」
	「キツネ～。」
	自分でブーと唾を飛ばして「きたなー。」と笑いながら言う。
	「ハハハハ！おじさんが…。」
	「机の引き出しを押して，開かないのー!?」
	「開いたでしょ？でも今は開けない。」
	「なんで今日なんだよー！」
	「んふふふ！」
	「くまみーっけ！」
	「みーっけ！このくまじゃない。」
	「おーしまい！」
	「むーり。」
	＜表紙をめくる＞
＜内表紙＞タヌキがじどうはんばいきにペンキを塗っている場面	「ペンキ持ってる人だー。ペンキ君。」
	「あ～ってめくってる。」
	絵本に出てきている動物を「ん！」と言いながら指さす。
＜じどうはんばいきの後ろに隠れているぽんたのしっぽとお花の飾りを耳につけた2匹のキツネがたくさんの葉っぱを持ってじどうはんばいきの前にいる場面＞	「いっぱいいれちゃった～。」
＜サルが頬を押さえて泣きながらじどうはんばいきに葉っぱを入れようとしている場面＞	「あーあ，いれちゃった～。」
	絵本が机から落ちそうになり，「びっくりしたー。」と笑顔で言う。
	絵本を押さえていると「なんでやるの!?」と言ってくる。
	「あ～！」とわざと絵本を机から落とそうと手を離す。
	「おぉ～～!!」と言って絵本を落とす。
	「あぁ～～！」と絵本から手を離して絵本を机の下に落ちるようにする
	「きゃ～！」と声をあげながら絵本が滑り落ちるのを楽しむ。

「きゃ～～！誰がこんなことしたの？」と笑ってたずねてくる。
「おっしまい！」と言ってから，また絵本を落とす。
「おお～！おちちゃった。」
「む～り～む～り～。もう，みたじゃん！」
「だって，はずかしい！」
「はずかしいの，●●ちゃんは。」
「はずかしい。」と笑って言う。うんと頷く。
「はずかしい～」
「もっと目つぶってよ！見ないで～！ほんとに！」
「くまくん！おじいちゃん。」
「もう，は～ず～か～し～い～！」
「はずかしいんだよ。」
ページをどんどんめくり，最後机から「あ～！」と言って落とし，「終わったよ。」と言う。
「ほんとだよ。」と答える。
「またこんど！」
「うん。明日やる，あした。あしただったらいいよ。」
「あしただったらいいよ！あした幼稚園終わったら。」
「またこんど～。」
「だめだよ～。」

「クマくん！」

＜ページをめくる＞

「くまくんはかいだしにいくよ。んん。」
「ふふふーふ」口を閉じた状態で話しており，言葉として聞こえない。
どんどんページをめくりながら口を閉じて何かを言っている。
「おーしまい！」
「もうやったからいいでしょ？」
「おはなしできない。」
「ガイム。」
「ふふふーふふふふふ♪」鼻歌をうたう。
「これなんでしょう？」
「これあてないとやらないよ！」
ベルトを持って「これのうた！」
「正解はニンニンジャーのうた！」

＜表紙＞タヌキのぽんたが葉っぱを口にくわえ，片目を閉じて手をあわせており，その周りにモグラやトリ，ちょうちょうがじどうはんばいきの近くを飛んでいる
＜内表紙＞ぽんたがじどうはんばいきに赤いペンキを塗っている場面

絵本の場面	事例1の表出言語
＜表紙＞タヌキのぽんたが葉っぱを口にくわえ，片目を閉じて手をあわせており，その周りにモグラやトリ，ちょうちょうがじどうはんばいきの近くを飛んでいる	
＜内表紙＞ぽんたがじどうはんばいきに赤いペンキを塗っている場面	「みないで！」 「はじまりはじまり〜。」
＜ぽんたが森にじどうはんばいきを置いている場面＞	
＜ぽんたがじどうはんばいきの後ろに隠れ，誰かが来るのを待っており，向こうからライオンがやってくる場面＞	「くまさんはかいだしにいって，ライオンにあいました。」 「くまさーん。」「ライオンくーん。」
＜じどうはんばいきの後ろに隠れているぽんたのしっぽが見えていて，そのじどうはんばいきの前にライオンが立ち止まり貼り紙を見ている場面＞	
＜じどうはんばいきの裏からポンタが顔を出し様子をみていて，ライオンが葉っぱを持って，じどうはんばいきのくちに入れようとしている場面＞	「あっ！みつばだー！」
＜じどうはんばいきから王冠が出てきてライオンが喜んでいる場面＞	
＜ライオンが王冠を頭に乗せて嬉しそうに帰っていくところをぽんたがじどうはんばいきの後ろから見ている場面＞	
＜じどうはんばいきの裏に隠れているぽんたのしっぽとお花の飾りを耳につけた2匹のキツネが葉っぱを持ってじどうはんばいきの前にいる場面＞	「くまさんはかくれておにごっこしています。くまさーん！びっくりさせてあげる。」
＜ぽんたが葉っぱを頭に乗せて，くちにくわえ，キツネたちが入れたたくさんの葉っぱを首飾りに変えるおまじないをかけている場面＞	「みないで〜！」とこちらに言う
＜キツネたちは首飾りをしてうれしそうに歩いていき，遠くからサルがやってくる場面＞	
＜サルが頬を押さえて泣きながらじどうはんばいきに葉っぱを入れようとしている場面＞	「くまさんはないてしまって，えーんえーん。」

＜じどうはんばいきから青いふだが出てきて，泣いているサルがそれを見ている。その向こうにぽんたがどこかに向かっていく場面＞	「からしいれたのかなーだれか。」
＜サルが葉っぱを頬に当てて帰っていくところをぽんたがじどうはんばいきの後ろから見送っている場面＞	
＜リボンをしたタヌキの女の子がじどうはんばいきに葉っぱを入れている場面＞	
＜木の後ろでぽんたが頭を抱えて困っている場面＞	
＜リボンをつけたタヌキの女の子がじどうはんばいきの前でほしいものがでてくるのを待っていて，ぽんたはじどうはんばいきの後ろに隠れている場面＞	「あっ！ここくまさんのおうちかなー？」
＜リボンをつけたタヌキの女の子がじどうはんばいきの前でほしいものがでてくるのを待っていて，ぽんたはじどうはんばいきの後ろに隠れている場面＞	「あっ！ここくまさんのおうちかなー？」
＜ぽんたが隠れていたじどうはんばいきの裏から飛び出してくる場面＞	「いっかいはいってみよー！」
	「こんこんこん！あ！なんにも，だーれもいなーいねー。」
＜ぽんたとタヌキの女の子が手をつないで森の奥へ歩いていく場面＞	「くまさんははやしに…。」
＜大きな木のそばにじどうはんばいきが置いてあり，その周りにモグラやトリ，ちょうちょうが止まったり，飛んでいる場面＞	
	「おーしまいっ！」
	「なんでー!?」
	「できたー？」の問いかけに「できた。」と答える。
	「きこえたよね？」

資料2：絵本場面で表出された全発話―事例1＜実施2回目＞―（第6章　資料）

絵本の場面	事例1の表出言語
＜表紙＞タヌキのぽんたが葉っぱを口にくわえ，片目を閉じて手をあわせており，その周りにモグラやトリ，ちょうちょがじどうはんばいきの近くを飛んでいる	モグラちゃんとタヌキちゃんとトリとちょうちょとポストと葉っぱ食べてるよ。
＜内表紙＞ぽんたがじどうはんばいきに赤いペンキを塗っている場面	ペンキちゃん？トリちゃん2個いた～。
＜ぽんたが森にじどうはんばいきを置いている場面＞	モグラちゃんとちょうちょとモグラさんとタヌキちゃんとトリちゃんとちょうちょとポストとポストとちょうちょとトリちゃん，座って。ないじゃん絵～，ないよ，絵。
＜ぽんたがじどうはんばいきの後ろに隠れ，誰かが来るのを待っており，向こうからライオンがやってくる場面＞	タヌキちゃんとトラちゃんとモグラちゃんとトリちゃん2個いた。ポストとトラちゃんと葉っぱちゃんとモグラちゃんといました。
＜じどうはんばいきの後ろに隠れているぽんたのしっぽが見えていて，そのじどうはんばいきの前にライオンが立ち止まり貼り紙を見ている場面＞	ライオン。ライオンとちょうちょとモグラちゃんとパンダちゃんとトリちゃんもいました。
＜じどうはんばいきの裏からポンタが顔を出し様子をみていて，ライオンが葉っぱを持って，じどうはんばいきのくちに入れようとしている場面＞	葉っぱだった。パンダちゃんがいてトラさんがきて葉っぱがあったよ。
	ポストがあった。そこにタヌキちゃんがうなづいていました。あるところにポストがあった，のぞこーっと！
＜じどうはんばいきから王冠が出てきてライオンが喜んでいる場面＞	
＜ライオンが王冠を頭に乗せて嬉しそうに帰っていくところをぽんたがじどうはんばいきの後ろから見ている場面＞	
＜じどうはんばいきの裏に隠れているぽんたのしっぽとお花の飾りを耳につけた2匹のキツネが葉っぱを持ってじどうはんばいきの前にいる場面＞	今度は，今度は，タヌキちゃんがきてこれ誰？くろいけどって言って，この人誰って。タヌキちゃんは葉っぱをいーれよって言って，そしてタヌキちゃんはやってきてしっぽが見えた。これでわーって入れてみました。
＜ぽんたが葉っぱを頭に乗せて，くちにくわえ，キツネたちが入れたたくさんの葉っぱを首飾りに変えるおまじないをかけている場面＞	
＜キツネたちは首飾りをしてうれしそうに歩いていき，遠くからサルがやってくる場面＞	今度はキツネさんがいました。
＜サルが頬を押さえて泣きながらじどうはんばいきに葉っぱを入れようとしている場面＞	今度はおサルさんがやってきてくろいけどくろいけど，えーんえーんって言っていました。ポストがあってこれいれてみよーって。

＜じどうはんばいきから青いふだが出てきて，泣いているサルがそれを見ている。その向こうにぽんたがどこかに向かっていく場面＞	これなんだこりゃ。これなんだーって，そしてキツネさんが逃げて行きました。
＜サルが葉っぱを頬に当てて帰っていくところをぽんたがじどうはんばいきの後ろから見送っている場面＞	あー今度はタヌキさんが今度はやってきて，おサルさんは葉っぱを食べていました。
＜リボンをしたタヌキの女の子がじどうはんばいきに葉っぱを入れている場面＞	今度はパンダちゃんがやってきて，かいらんばんを入れました。
＜木の後ろでぽんたが頭を抱えて困っている場面＞	かいらんばんを入れたら目が回ったーって言いました。
＜リボンをつけたタヌキの女の子がじどうはんばいきの前でほしいものがでてくるのを待っていて，ぽんたはじどうはんばいきの後ろに隠れている場面＞	これでモグラさんとクマさんがふたりあっていました。
＜ぽんたが隠れていたじどうはんばいきの裏から飛び出してくる場面＞	
＜ぽんたとタヌキの女の子が手をつないで森の奥へ歩いていく場面＞	こうしてクマさんはーいました。今度は仲良くなっていました。トリさんがバタバターっていって。
＜大きな木のそばにじどうはんばいきが置いてあり，その周りにモグラやトリ，ちょうちょうが止まったり，飛んでいる場面＞	今度はばいばいって，みんなまたばいばーいって。
	おしまい。

資料3：絵本場面における全発話─事例2＜実施1回目＞─（第6章　資料）

絵本の場面	事例2の表出言語
	「その本どうしたの？」
	「え〜●●ちゃんが作ったの〜？絵書いて？」
	子どもが椅子に座ったのを確認してから
	「やだ。」
	「やだ。」と言って椅子に座って足をのばす。
	「幼稚園…。」
	「ちがう。」
	「イシシシシ。」と声を出して笑う。ウエストにもベルトに通してつけてあり，それを服をめくって見せてくれる。首を振ったあと笑う。
	笑いだして「ちがう。」と言う。
	「いーしーしー…時間わかるよ。」
	「わからん。」
	「これ，●●ちゃん作ってないの？」
	「ライオンがおるわ。」
	「これ，もう●●ちゃん見たの？」
	「これなにー？べたべたー！」
	「とれる。」
	ページをめくりながら，「何ページまである？」
	「まだある。」
	「えっここ？」
	＜読み終わる＞
	「やだ。」
	「できない。」
	「ぜんぜん。」といって寝転がる。
	「うん。」
	「これしかないの？」
	「もう一回見る。」と絵本を手に取る。
＜表紙＞タヌキのぽんたが葉っぱを口にくわえ，片目を閉じて手をあわせており，その周りにモグラやトリ，ちょうちょうがじどうはんばいきの近くを飛んでいる	「一番最初も合わせて？ここ！」
＜内表紙＞ぽんたがじどうはんばいきに赤いペンキを塗っている場面	2ページめくって，「じゃあ，ここから。」
	「のりちゃん，全部のりでとまってる。」
	「なんで，ここしっかりとめてある？」
	「なんで？」
	「かわかした？」
	「なんでこことれるの？」
	「ここ開くところ？」
	「のりでとめたの？」
	「ここ誰がとめた？」
	「ホッチキスのほうがいいよ！」

付　録　139

絵本の場面	事例2の表出言語
＜表紙＞タヌキのぽんたが葉っぱを口にくわえ，片目を閉じて手をあわせており，その周りにモグラやトリ，ちょうちょがじどうはんばいきの近くを飛んでいる	
＜内表紙＞ぽんたがじどうはんばいきに赤いペンキを塗っている場面	「タヌキ！」
＜ぽんたが森にじどうはんばいきを置いている場面＞	「タヌキとーちょうちょとーモグラ，トリとー，それだけ！」
＜ぽんたがじどうはんばいきの後ろに隠れ，誰かが来るのを待っており，向こうからライオンがやってくる場面＞	「タヌキとトリとモグラとライオン！」「ライオン，こおる。」と指さす。
＜じどうはんばいきの後ろに隠れているぽんたのしっぽが見えていて，そのじどうはんばいきの前にライオンが立ち止まり貼り紙を見ている場面＞	「ライオンとモグラとタヌキのしっぽ！とトリ，ちょうちょ。」
＜じどうはんばいきの裏からポンタが顔を出し様子をみていて，ライオンが葉っぱを持って，じどうはんばいきのくちに入れようとしている場面＞	
＜じどうはんばいきから王冠が出てきてライオンが喜んでいる場面＞	「タヌキとライオンと冠。トーリ。」
＜ライオンが王冠を頭に乗せて嬉しそうに帰っていくところをぽんたがじどうはんばいきの後ろから見ている場面＞	「ライオン。ライオン，キツネ。」
＜じどうはんばいきの裏に隠れているぽんたのしっぽとお花の飾りを耳につけた2匹のキツネが葉っぱを持ってじどうはんばいきの前にいる場面＞	「キツネがふたりで，タヌキのしっぽー。」
＜ぽんたが葉っぱを頭に乗せて，くちにくわえ，キツネたちが入れたたくさんの葉っぱを首飾りに変えるおまじないをかけている場面＞	「タヌキとモグラとキツネのしっぽー。」
	トイレに行く。帰ってきて，「ここ終わったページ？さっきここ。」と言ってページをめくる。
＜キツネたちは首飾りをしてうれしそうに歩いていき，遠くからサルがやってくる場面＞	「キツネふたり，サル！」
＜サルが頬を押さえて泣きながらじどうはんばいきに葉っぱを入れようとしている場面＞	「サルだけ。」
＜じどうはんばいきから青いふだが出てきて，泣いているサルがそれを見ている。その向こうにぽんたがどこかに向かっていく場面＞	「サルとタヌキ」

＜サルが葉っぱを頬に当てて帰っていくところをぽんたがじどうはんばいきの後ろから見送っている場面＞	「サルとタヌキ。」
＜リボンをしたタヌキの女の子がじどうはんばいきに葉っぱを入れている場面＞	「タヌキ。」
＜木の後ろでぽんたが頭を抱えて困っている場面＞	「タヌキ。」
＜リボンをつけたタヌキの女の子がじどうはんばいきの前でほしいものがでてくるのを待っていて，ぽんたはじどうはんばいきの後ろに隠れている場面＞	「タヌキとちょうちょとタヌキと。」
＜ぽんたが隠れていたじどうはんばいきの裏から飛び出してくる場面＞	「これで最後？ここねばねばする。」
＜ぽんたとタヌキの女の子が手をつないで森の奥へ歩いていく場面＞	「トリとモグラとタヌキふたり，とちょうちょ。」
＜大きな木のそばにじどうはんばいきが置いてあり，その周りにモグラやトリ，ちょうちょうが止まったり，飛んでいる場面＞	「トリとちょうちょとトリと，モグラ！」

資料4：絵本場面で表出された全発話―事例2＜実施2回目＞―（第6章 資料）

絵本の場面	事例2の表出言語
	「やだです。」
	「ここ，のりではった？ぜんぶ？」
	「ここひらくところ。」
	「やだ。」
	「つくれん。」
	「●●ちゃんはつくられた？」
	「やだ。」
	「何ページまである？」
	「いち，にー，さん，よん，ごー，じゅうよんじゃん！」
	「何ページかな。にからだよ！いちがないよ！」
	「にかなー？2からかな？」
	「だれがはった？」
	「ぐちゃぐちゃになっとる。」と笑う。
＜ぽんたが森にじどうはんばいきを置いている場面＞	「モグラがおるよ。」と指をさして見せてくれる。
	「にー，さん，じがない。」
	「ろく，なな。」
＜じどうはんばいきの後ろに隠れているぽんたのしっぽが見えていて，そのじどうはんばいきの前にライオンが立ち止まり貼り紙を見ている場面＞	「8ない。」
	「11？8から11？」
	「ここなんだ？」
＜じどうはんばいきから王冠が出てきてライオンが喜んでいる場面＞	「12，13。」
	「14，15。」
	「16，17。」
	「えっ！なんで20？」
	「18，19。」
	「20，21。」
	「22，23は？」
	「え，ここは？やぶれてる。」
	「24，やぶれとる。25。」
	「26，27。」
	「28，29。」
	「30，31がない。あっ！」ページがよれてしまっているところを指す。
	「まだある。」
	「32，33！」
	「34だよ！」
	「35。」

絵本の場面	事例2の表出言語
	「できない。」
	「つくれません。」
	「なわとびとかしてる。」
	「たまにさんぽとかいってる。」
	「ちかく。」
	「公園なんかないよ！」
	「できませーん。」
	「できん。」
	「あれ，抜けなくなっちゃった。」と椅子に体がはまる。
	「やぶれとったがーあそこ。」と言って，破れていたページを探し始める
	「ない。」
	「やぶれてないね。」
	「もういっかいやってみよう。」
	「ちょっとみてみる。」
	「なんかまえらへんだったよね!?ライオンのところ？」
	「ない。ない。」
	「どのへんだったっけ？しただったよね？」
	「23らへんだった。あー！ここ！」
	「25のとこだった！」
	「もういっかいめくってみる。」
	「どこのつぎだったっけ。あ，このつぎこのつぎ！」
	「22のつぎ，24だよ。」
	「なにでやぶれた？」
	「できん。」
	「なにをいうの？」
	「できん。ほんとだよー。●●ちゃんがうそ。」
	「つぶれた。」と椅子の下に寝転がる。
	「じゃあ，●●ちゃん。」
	「●●ちゃん，なんていわいた？●●ちゃんといっしょ？」
	「なにがおるか？」
	「つくれん。えーできん。」
	「うそつき。」
	「うそだよ。」

「うそつきます。」
「できない。」
「できません。ぐーるぐる！ぐーるぐる！」と絵本を回転させる。
「やぶれたところは，ここかな。」
「できませんなにがおったか？」
机の横を見て，「これカキのかたち。ようちえんでカキたべたことあるよ」
「ないよ。くりのきがある。」
「おちてくる。」
「でも，もうたべられとるのか，つぶれとるのとか。」
「みどりのもある。」
「ちょっとおちてる。」
「くりすき？」
「すき。」
「●●ちゃん，ようちえんでたべれる。」
「くりごはん。」
「たべたことある？」

著者略歴

中路　曜子（なかじ　ようこ）

2010年　神戸学院大学大学院人間文化学研究科心理学専攻臨床心理学系
　　　　修士課程修了
2015年　神戸学院大学大学院人間文化学研究科人間行動論専攻行動発達論講座
　　　　博士後期課程修了
　　　　博士（人間文化学）

専門分野　臨床心理学，言語発達

就学前期の語用能力の発達と語用障がい
　　　―自閉症スペクトラムの子どもの語用障がいをめぐって―

2018年3月31日　初版第1刷発行

著　者　　中　路　曜　子
発行者　　風　間　敬　子
発行所　　株式会社　風　間　書　房
　　　　〒101-0051　東京都千代田区神田神保町1-34
　　　　電話03(3291)5729　FAX 03(3291)5757
　　　　　　　　　　　　　　振替00110-5-1853

印刷　藤原印刷　　製本　井上製本所

©2018　Yoko Nakaji　　　　　　　　NDC分類：140
ISBN978-4-7599-2221-9　　Printed in Japan

JCOPY〈(社)出版者著作権管理機構　委託出版物〉
本書の無断複製は，著作権法上での例外を除き禁じられています。複製される場合はそのつど事前に(社)出版者著作権管理機構（電話03-3513-6969，FAX 03-3513-6979，e-mail: info@jcopy.or.jp）の許諾を得て下さい。